上海战「疫」
硬核科普

主编 邬惊雷

 上海科学技术出版社

图书在版编目（CIP）数据

上海战"疫"硬核科普 / 邬惊雷主编. — 上海：上海科学技术出版社，2020.5（2020.6重印）
ISBN 978-7-5478-4883-8

Ⅰ．①上… Ⅱ．①邬… Ⅲ．①日冕形病毒-病毒病-肺炎-预防（卫生）-普及读物 Ⅳ．①R563.101-49

中国版本图书馆CIP数据核字(2020)第057800号

上海战"疫"硬核科普

主编 邬惊雷

责任编辑 / 黄 薏 戴 薇
封面设计 / 房惠平
封面插画创作 / 上海电影艺术学院 范鋆涵 赵志超（指导老师）
美术编辑 / 李成俭 陈 洁
上海世纪出版（集团）有限公司
上海 科 学 技 术 出 版 社 出版、发行
（上海钦州南路71号 邮政编码200235 www.sstp.cn）
上海中华商务联合印刷有限公司印刷
开本787×1092 1/16 印张13.75 字数：150千字
2020年5月第1版 2020年6月第3次印刷
ISBN 978-7-5478-4883-8/R·2064
定价：48.00元

编写人员

主　　编：邬惊雷

执行主编：郑　锦

副 主 编：王　彤　　吴立明

编写成员：崔元起　　乐之春　　姜综敏　　武晓宇　　黄晓兰

　　　　　宋琼芳　　乐坤蕾　　孙源樵　　尉晓霞　　王　剑

　　　　　康　凯　　孙小红　　洪　彬　　戴燕燕　　张　懿

　　　　　贾晓娴　　董悦青　　李　想　　夏明康　　冷晓琼

助　　理：黄晓兰　　乐坤蕾　　孙源樵

1

序

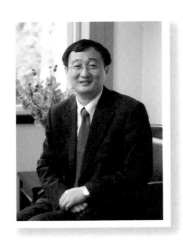

　　防控新冠肺炎疫情是一场人民战争。面对来势汹汹的新冠病毒，上海完善群防群控机制，加大健康科普力度，广泛发动市民群众，筑牢阻击疫情的"铜墙铁壁"。戴口罩、勤洗手、多通风、不扎堆成为防疫"四大法宝"，公筷公勺成为"健康新食尚、餐饮风向标"，开全国风气之先，受到中央有关部门和市委、市政府领导的高度评价。

　　在疫情防控期间，上海集中一大批优秀的公共卫生、临床医学、基础医学、健康传播专家，积极开展健康科普，全行业动员、全社会覆盖、全人群关注、全过程推进、全媒体传播，以"五全"手势，构筑 2400 万市民的疫情"防火墙"。

　　在防疫的每一个重要节点，上海都有针对性地开展健康科普，解疑释惑，安抚社会情绪，提升市民自我防护意识：2020 年 1 月 19 日，本市发布加强可疑病例排查预警信息，科普宣传同步跟进；针对公众焦虑、紧张情绪，12 位院士联名向市民倡议，科学认知新发传染病，不过于恐慌、不信谣传谣；抓住疫情防控有利时机，向全体市民发出使用公筷公勺倡议；12 位医学专家发布《疫情防控健康科普上海专家共识》；复工复产前，加强企业和个人防护知识宣传；疫情防控"调级"后，推出市民防控意识"不降级"的科普宣传；复学前，又送上温馨健康提示。健康科普还通过微信、微博、抖音等各大新媒体平台推送，累计浏览量数十亿人次。

　　为了更好地总结防疫健康科普工作，让防疫经验成为上海市民的健康生活启示录，把"防疫法宝"转化为市民的健康生活方式，我们系统回顾、精心梳理上海疫情防控期间数千篇健康科普文章，特别编撰这本《上海战"疫"硬核科普》。书中，既有影响广泛的重大科普事件，也有网络刷屏的科普金句；既有包罗万象的防护要点，也有独具慧眼的经典述评；既有医学专家们的"妙笔生花"，也有新闻发布会上的权威发声……充分体现上海市民理性、自律、开明、睿智的战"疫"精神与健康科普的"硬核"特质。

健康是永恒的主题，健康科普是"健康上海行动"的"第一行动"！我们要把健康科普作为社会健康治理和城市精细化管理的抓手，进一步完善全社会参与的健康科普工作机制，跨部门合作，开展全民健康科普教育，倡导健康科普文化，健全应急健康科普体系，推进健康科普队伍和学术团体建设。要进一步发挥医疗卫生机构和医务人员健康科普的主力军作用，携手各大媒体与社会各界，整合资源，创新渠道，拓展平台，引导民众积极树立健康理念，养成健康生活方式，确保上海市民的健康素养水平继续居全国领先水平。

疫情来临，没有人是局外人！每一个市民都是上海公共卫生体系中的一分子，健康科普应成为上海市民的通识教育，人人参与、人人行动、人人受益，为"健康上海行动"打造最大社会公约数，为上海国际化大都市建设夯实健康之基！

上海市健康促进委员会副主任
上海市卫生健康委员会主任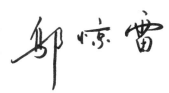

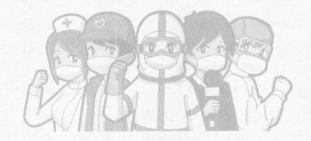

目 录

第一章

第二章

第三章

第 **四** 章

战"疫"科普作品 ⋯⋯⋯⋯⋯⋯⋯⋯⋯⋯⋯⋯⋯⋯⋯⋯ 61

第 **五** 章

战"疫"新闻发布会科普 · · · · · · · · · · · · · · · · · · 165

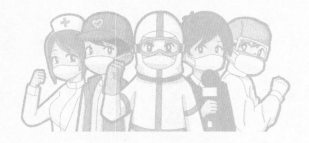

战 "疫" 科普大事件

　　新冠肺炎疫情防控期间，上海卫生健康系统在抓好医疗救治、疾病预防的同时，积极开展健康科普工作，助力筑牢织密覆盖 2400 万市民的公共卫生安全网。每一个关键时刻和重要节点都有健康科普的守护，诞生了一些标志性的"健康科普大事件"。

12位院士联名向上海市民发出倡议书

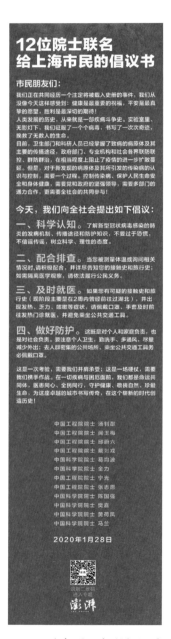

（来源：澎湃新闻）

"控制传染病、保护人民生命安全和身体健康，需要党和政府的坚强领导，需要多部门的通力合作，更需要全社会的共同参与！"2020年1月28日，上海市防控新型冠状病毒感染的肺炎（简称"新冠肺炎"）进入关键时刻，汤钊猷院士、闻玉梅院士、邱蔚六院士、戴尅戎院士、葛均波院士、金力院士、宁光院士、张志愿院士、陈国强院士、樊嘉院士、黄荷凤院士、马兰院士联名向市民发出倡议书，共同向全社会呼吁：科学认知新发传染病，配合排查，及时就医，做好防护。

新冠肺炎疫情牵动所有人的心，根据卫生部门和科研人员已掌握致病的病原体及其主要传播途径，政府部门、专业机构和社会各界联防联控、群防群治，在相当程度上阻止了疫情的进一步扩散、蔓延。但是，对于新发现的病原体及其所引发的传染病的认识与控制需要一个过程。因此，12位院士联合向全社会呼吁：科学认知，了解新型冠状病毒感染的肺炎的发病机制、传播途径和防护知识，不过于恐慌，不信谣传谣，树立科学、理性的态度，配合排查，及时就医，做好防护，这既是对个人和家庭负责，也是对社会负责。让我们并肩承受这一次考验，携手打赢这一场硬仗，医患同心、全民同行，为这座卓越的城市书写传奇，在这个崭新的时代创造历史！

给上海市民的倡议书

市民朋友们：

我们正在共同经历一个注定将被载入史册的事件，我们从没像今天这样感受到：健康是最重要的祝福，平安是最真挚的愿望，胜利是最深切的期待！

人类发展的历史，从来就是一部疾病斗争史。实验室里、无影灯下，我们征服了一个个病毒，书写了一次次奇迹，挽救了无数人的生命。

目前，卫生部门和科研人员已经掌握了致病的病原体及其主要的传播途径，政府部门、专业机构和社会各界联防联控、群防群治，在相当程度上阻止了疫情的进一步扩散蔓延。但是，对于新发现的病原体及其所引发的传染病的认识与控制需要一个过程。控制传染病、保护人民生命安全和身体健康，需要党和政府的坚强领导，需要多部门的通力合作，更需要全社会的共同参与！

今天，我们向全社会提出如下倡议。

一、科学认知。了解新型冠状病毒感染的肺炎的发病机制、传播途径和防护知识，不要过于恐慌，不信谣传谣，树立科学、理性的态度。

二、配合排查。当您被测量体温或询问相关情况时，请积极配合，并详尽告知您的接触史和旅行史；如需隔离医学观察，请依法履行公民义务。

三、及时就医。如果您有可疑的接触史和旅行史（现阶段主要是在2周内曾经前往过湖北），并出现发热、乏力、咳嗽等症状，请佩戴口罩、手套及时前往发热门诊就医，并避免乘坐公共交通工具。

四、做好防护。这既是对个人和家庭负责，也是对社会负责。要注意个人卫生，勤洗手、多通风，尽量减少外出；去人群密集的公共场所、乘坐公共交通工具务必佩戴口罩。

这是一次考验，需要我们并肩承受；这是一场硬仗，需要我们携手作战。在一切疾病与困厄面前，我们都是命运共同体，医患同心、全民同行，守护健康、敬畏自然、珍爱生命，为这座卓越的城市书写传奇，在这个崭新的时代创造历史！

中国工程院院士 汤钊猷　　中国工程院院士 宁 光

中国工程院院士 闻玉梅　　中国工程院院士 张志愿

中国工程院院士 邱蔚六　　中国科学院院士 陈国强

中国工程院院士 戴尅戎　　中国科学院院士 樊 嘉

中国科学院院士 葛均波　　中国科学院院士 黄荷凤

中国科学院院士 金 力　　中国科学院院士 马 兰

（上观新闻 作者：顾泳 通讯员：宋琼芳 2020-01-28 ）

上海四家单位联合倡议市民使用公筷公勺

新冠肺炎疫情下，上海市民养成了更多的健康好习惯：戴口罩、勤洗手、常通风……但还有一个重要的细节必不可少：聚餐时使用公筷公勺。2020年2月23日，上海市健康促进委员会、上海市精神文明建设委员会办公室、上海市卫生健康委员会、上海市健康促进中心联合向全体市民发布《关于使用公筷公勺的倡议书》，同时推出一组"吃饭新风尚 健康好习惯"海报。公筷公勺，举手之劳，亲情友情不可少，防病除菌更重要！

新冠肺炎疫情防控取得了阶段性成效，同时也给人们带来了警醒与反思：家庭聚餐、朋友聚会，筷来箸往为病菌扩散、疾病传播打开"方便之门"，不少人幽门螺杆菌阳性就是实证，飞沫传播和接触传播更是新冠病毒传播的主要渠道。

世界卫生组织分析，影响健康的因素中有60%与生活方式和行为有关。怎样才能既沿袭优良传统习俗，又养成文明卫生习惯，积极降低患病风险？为此，上海市健康促进委员会、上海市精神文明建设委员会办公室、上海市卫生健康委员会、上海市健康促进中心联合倡议全体市民：聚餐时，请一定不要忘记为每一道菜品增加公筷或公勺。无论在饭店就餐，还是和家人用餐，都请使用公筷公勺。用餐人流量较大的饭店，更应主动提供公筷公勺，倡导文明、健康用餐。

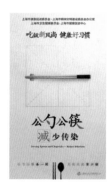
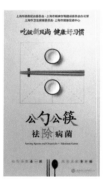
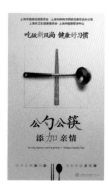
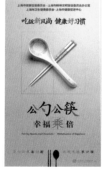

四家单位共同向全体上海市民呼吁：公筷公勺，举手之劳，亲情友情不可少，防病除菌更重要！让每一张餐桌上的公筷公勺成为健康上海新时尚！

关于使用公筷公勺的倡议书

市民朋友们:

讲人情味、喜欢团聚是我们的传统。不管是阖家欢庆,还是朋友相聚,大家都喜欢围桌合餐,其乐融融!

但我们要清醒地认识到,合餐制易带来疾病传播,筷来箸往为病菌扩散打开"方便之门",不少人幽门螺杆菌阳性就是实证,飞沫传播和接触传播更是新冠肺炎传播的主要渠道。

据世界卫生组织介绍,影响健康的因素中有60%与生活方式和行为有关。怎样既沿袭优良传统习俗,又养成文明卫生习惯,积极降低患病风险?

新冠肺炎疫情让我们痛定思痛,再次反思那些习以为常的行为。为此,我们向全体市民倡议:就餐时,请一定不要忘记为每一道菜品增加公筷或公勺。无论在饭店还是家中用餐,都请使用公筷公勺。用餐人流量较大的饭店,更应主动提供公筷公勺,倡导文明、健康用餐。

市民朋友,用公筷公勺不是矫情,而是文明和卫生,既保护自己,也保护他人,更彰显社会责任。公筷公勺,举手之劳,让我们共同努力,倡导吃饭新风尚、健康好习惯!

上海市健康促进委员会　上海市精神文明建设委员会办公室
上海市卫生健康委员会　上海市健康促进中心

(新民晚报　作者:左妍　通讯员:宋琼芳　2020-02-23)

上海全面启动春季爱国卫生运动

自 2020 年 3 月起,上海市爱国卫生运动委员会(以下简称"市爱卫会")、上海市新冠肺炎防控工作领导小组环境整治组启动为期 1 个月的春季爱国卫生运动。

中国特色的爱国卫生运动,以有效的社会组织、较低的成本实现了较高的健康"绩效",这种"中国模式"曾被世界卫生组织赞誉为"以最少投入获得最大健康收益"。在抗击新冠肺炎疫情过程中,爱国卫生运动再次发挥作用——爱国卫生人人参与,疫情防控人人有责。

在接下来1个月内，全市强化联防联控、群防群控，以七类场所[居民小区、建筑工地、商务楼宇、绿地公园、环卫设施、农（集）贸市场、沿街门店等]为重点，集中开展科普知识宣传、环境卫生清洁、春季突击灭鼠、蚊虫孳生环境控制、查缺补漏五大行动，改善城乡环境卫生质量，从源头清除和控制病媒生物孳生，为抗"疫"打基础。

各区将定期组织专业人员对130万个地下空间积水进行投药，控制蚊蚴孳生，同时动员社区居民、企事业单位翻缸倒罐、清除积水，减少蚊蚴的户外孳生环境。在绿地、垃圾箱房等设施周边设置13万个捕蝇笼灭蝇，最大限度地降低早春蚊蝇基数，为夏季防控登革热等蚊媒传染病奠定基础。

此外，市爱卫会还将组织发动社区居委会深入千家万户开展宣传告知活动，发动行业管理部门同步做好相关场所和单位告知，提升病媒生物防控意识。全市将组织专业队伍对设置在社区公共环境的15万只灭鼠毒饵站进行灭鼠投药，做好日常巡查、鼠洞清除和药物补投，指导各行业管理部门共同推进七类重点场所进行春季统一灭鼠。

抗"疫"持续，市爱卫会呼吁市民不仅要在家"屏得牢"，更要注重养成清洁卫生的良好习惯，并指导市民科学消毒。

上海市爱国卫生运动委员会办公室负责人表示："疫情下，我们要继续'宅'、继续闷，更要养成清洁卫生的良好习惯。"要牢记"搞、堵、动、学"四字诀：环境清洁"搞"起来，清洁、锻炼两不误；卫生死角"堵"起来，室内外不堆积杂物，妥善储存食物，及时清倒垃圾，封堵所有直径大于0.6厘米的孔、洞、缝，使老鼠"入室无门"；翻盆倒罐"动"起来，清除各种积水和积水容器，水培植物每隔7天换水、洗瓶，控制蚊虫孳生，房间适时安装纱门、纱窗；除害技巧"学"起来，掌握两个小窍门——拍蚊子需"上下合击"，捕鼠器要"沿墙摆放"。

健康在于自律，习惯在于坚持。上海市健康促进中心同时提醒市民：不共用水杯、浴巾等生活用品，倡导使用公筷公勺；潮湿环境容易滋生细菌，室内应注意通风、保持干燥。在居家生活中养成良好卫生习惯也是防控疾病的"硬核"实力。

（中国政府网 作者：顾泳 2020-03-04）

《疫情防控健康科普上海专家共识》发布

上海卫生健康系统在抓好医疗救治、疾病预防的同时，举全行业之力，集中一大批优秀的公共卫生、临床医学、基础医学专家，积极开展健康科普。

疫情防控之初，针对社会的焦虑、恐慌情绪，12 位院士联名向市民倡议：科学认知新发传染病，不过于恐慌，不信谣传谣。本市召开的新冠肺炎疫情防控新闻发布会，每天安排一名权威医学专家进行健康科普；同时就市民关心的问题推出了"疫情防控市民健康科普 50 问""疫情防控市民心理疏导 18 问"。此外，上海市卫生健康委员会官方微博牵头 110 余家医疗卫生机构，组成新媒体矩阵；38 家市级医院推出科普栏目 1200 多个；健康科普内容的累计浏览量超过 10 亿人次。

医学专家纷纷参加科普，开启了上海健康科普的新局面，取得极佳的效应。上海市健康促进委员会等抓住疫情防控的有利时机，向全体市民发出使用公筷公勺的倡议。120 余位市政协委员联名提案，建议加快修法进程，在全国开风气之先。

在 2020 年 3 月 11 日举行的上海市新冠肺炎疫情防控新闻发布会上，复旦大学上海医学院副院长吴凡代表沪上 12 位医学专家发布了《疫情防控健康科普上海专家共识》。

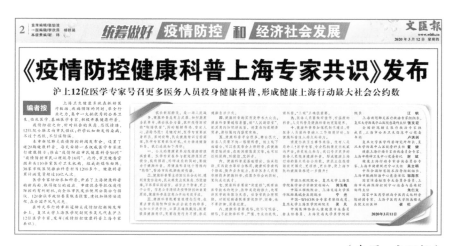

（来源：文汇报）

疫情防控健康科普上海专家共识

抗击新冠肺炎是一场人民战争，健康科普是有力武器。如何激发全民参与、调动社会力量，筑牢疫情防控的"铜墙铁壁"，同时解疑释惑、安定人心、消除恐慌？关键时刻，医学专家要挺身而出。面对疫情，民众健康意识空前高涨，医学专家要抓住时机，大力推进健康科普。我们达成如下共识：

一、公众的健康素养对疫情防控极其重要。医学专家在参与新冠肺炎医疗救治、疾病预防、科研攻关的同时，要致力于健康科普，用健康科普这个特殊的"药物"，帮助市民抵御疾病传播。

二、健康科普要主动回应社会关切。遇到突发传染病，民众难免出现焦虑、恐慌情绪，不容易识别谣言。谣言止于智者，更止于公开，信息公开透明是疫情防控的重要原则，健康科普是信息公开的有效手段。

三、健康科普既要重视理念引领，也要注重实用性和应知应会能力的培养，比如六步洗手法、口罩正确佩戴法；既要提高健康意识，更要改变行为习惯，养成健康生活方式。

四、健康科普的实质是学术大众化，健康科普要通俗易懂，讲"人民的语言"，把深奥的知识讲浅显，将复杂的道理弄简单，使枯燥的内容变有趣。

五、健康科普平台很多，舞台很大，医务人员要"不拘一格做科普"，线上、线下相结合，可以在发布会上讲科普，在健康课堂做讲座，在新闻媒体发文章，也可以拍短视频、玩微信、发抖音。

六、健康科普是基础理论、临床经验、实践能力等综合体现，健康科普有利于锻炼、提升业务能力，青年医务人员要积极投身健康科普，在服务社会的同时，更快成长成才。

七、健康科普要讲"双重性"，既要讲医学技术的进步、医学成就的伟大，也要讲医学的局限与无奈，引导市民合理预期。对新冠病毒要重视防护、消毒，但不要防御、消毒过度。

八、健康科普要通俗，但不可低俗、媚俗，不能放弃科学、严谨、专业的底线，做科普，"三观"正确很重要。

九、医务人员要做有情怀、有温度的科普，人文科普是健康科普的更高境界。

十、健康科普要加强机制化建设，将医务人员做科普纳入工作绩效评价，为健康科普注入持久的动力。

突发公共卫生事件来临，没有人是局外人！医学专家、专业机构要发出权威的声音，动员民众参与。我们号召更多的医务人员投身健康科普，形成"健康上海行动"的最大社会公约数，使民众在疫情面前更镇定、更理性、更自律，使上海市民的健康素养进一步提升！

中国工程院院士、复旦大学上海医学院医学分子实验室创始人　闻玉梅

中国工程院院士、上海交通大学医学院附属瑞金医院院长　宁光

中国-WHO联合专家考察组成员、复旦大学上海医学院副院长　吴凡

中国医师协会儿童健康专业委员会主任委员、上海交通大学医学院副院长　江帆

上海新冠肺炎医疗救治专家组组长、复旦大学附属华山医院感染科主任　张文宏

全国新冠肺炎医疗救治专家组成员、上海市公共卫生临床中心党委书记　卢洪洲

复旦大学医学科普研究所所长、复旦大学附属中山医院骨科主任　董健

健康上海行动专家咨询委员会专家、上海市精神卫生中心党委书记　谢斌

健康上海行动专家咨询委员会专家、上海市健康促进中心主任　吴立明

中华全国防盲技术指导组副组长、上海市眼病防治中心党委书记　邹海东

国家消毒标准专业委员会委员、上海市疾病预防控制中心消毒与感染控制科主任朱仁义

国家中医药管理局中医药文化科普巡讲团专家、上海中医药大学附属曙光医院主任医师　崔松

2020年3月11日

（文汇报　2020-03-12）

上海推出健康科普六大举措

2020年3月16日下午举行的上海市疫情防控新闻发布会上，上海市卫生健康委员会新闻发言人郑锦介绍，为进一步形成疫情防控的最大社会公约数，市健康促进委员会、市卫生健康委员会积极采纳《疫情防控健康科普上海专家共识》的建议，在上海市委宣传部、上海市科学技术委员会、上海市教育委员会等近20个工作部门的支持下，进一步加强跨部门合作，推进多部门联动，使健康科普成为"健康上海行动"的"第一行动"，将推出以下六大举措。

（1）完善全社会参与的健康科普工作机制。统筹医疗机构、公共卫生机构、医学院校、社会团体和新闻媒体等各类资源，打造全市统一的健康科普平台。建立医疗卫生机构和医务人员开展健康科普的激励机制。建立健全健康科普"两库、一机制"，建设市级健康科普专家库、资源库，形成全媒体健康科普知识发布与传播机制。推进各级医疗卫生机构运用"两微一端"等新媒体开展健康科普。培育一批辐射长三角、具有全国影响力的健康科普品牌。

（2）开展全民健康科普教育。在学校、社区、企事业单位等全面深入开展健康科普教育，传播健康理念和知识，培养健康技能。针对妇女、儿童、老年人、流动人口、高危人群、残疾人等重点人群，开展精准化健康科普传播。培养市民文明卫生习惯，加快推广使用公筷公勺。开发、推广适宜技术和支持工具，继续向全市 800 多万户常住居民家庭发放健康知识读本和工具，努力使市民健康素养继续居全国领先水平。

（3）倡导健康科普文化。把健康文化建设融入城市文化建设体系，将生命教育纳入幼儿园和中小学教育课程。广泛传播医学和健康知识，普及敬畏生命、关爱健康、尊重医学规律的理念。弘扬中华优秀传统文化，增进全社会对医学、医务人员的理解和尊重。

（4）健全应急健康科普体系。建立健全突发公共卫生事件的应急健康科普体系和工作平台，加强专业机构、科普队伍和工作机制建设，完善健康资讯传播网络，在中小学普及开展公共卫生安全教育。

（5）推进健康科普学术团体建设。推动健康科普工作体系化、制度化、规范化、专业化发展。开展学术研究，转化理论成果，不断提升健康科普的社会影响力和学术推广力，更好发挥健康科普在"健康上海行动"中的基础和先导作用。

（6）把健康科普全面融入居民健康自我管理。倡导"每个人是自己健康第一责任人"的理念，建立覆盖全市 6000 余个村居的健康科普网络。将健康科普融入全市 3.43 万个居民健康自我管理小组、60.6 万个小组成员的活动中，持续提升居民健康素养与自我管理能力。

（新民晚报　作者：陆梓华　2020-03-16）

《上海市民卫生健康公约》征求市民意见

2020 年 3 月 30 日下午，在上海市疫情防控新闻发布会上，市卫生健康委员会表示，面对新冠肺炎疫情，广大市民的健康意识高涨，正是把"防疫法宝"转化为上海 2400 多万市民的健康生活方式和行为习惯的良好契机。本市针对一些卫生健康陋习，延续疫情防控效应，着眼全体市民健康素养水平的持续提升，制定了《上海市民卫生健康公约》征求意见稿。公约内容分为 12 个不要和 12 个倡导，涵盖转变健康理念、改善人居环境、改变饮食习惯、引导文明行为和倡导个人健康生活方式等方面，公开征求市民意见（至 4 月 7 日）。《上海市民卫生健康公约》详情如下。

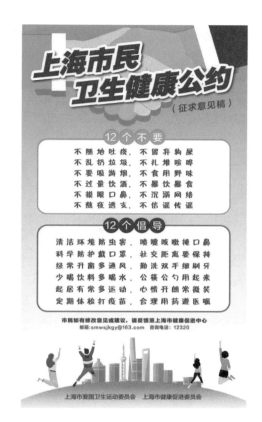

12 个不要	12 个倡导
不随地吐痰，不留弃狗屎；	清洁环境防虫害，喷嚏咳嗽掩口鼻；
不乱扔垃圾，不扎堆喧哗；	科学防护戴口罩，社交距离要保持；
不要吸游烟，不食用野味；	经常开窗多通风，勤洗双手细刷牙；
不过量饮酒，不暴饮暴食；	少喝饮料多喝水，公筷公勺用起来；
不摸眼口鼻，不沉溺网络；	起居有常多运动，心情开朗常微笑；
不熬夜透支，不信谣传谣。	定期体检打疫苗，合理用药遵医嘱。

《上海市民卫生健康公约》将广泛听取市民意见，汇集民智、民意，修改完善后由市爱国卫生运动委员会、市健康促进委员会正式推出。同时联合市精神文明建设委员会办公室、市教育委员会、市市场监督管理局、市绿化市容局、市体育局等开展跨部门合作，动员市、区、街镇相关部门，社会各界，以及广大市民共同践行。让城市管理更精细、更有序，让市民生活更健康、更文明！

（"上海发布"微信公众号 2020-03-30）

上海第 32 个爱国卫生月启动

全民防疫促进全民行动，健康环境打造健康城市。2020 年 3 月 28 日，由上海市爱国卫生运动委员会、上海市健康促进委员会主办，上海市健康促进中心、东方网承办的"第 32 个爱国卫生月暨第 30 届健康教育周"活动启动，上海将开展城乡市容、集贸市场和老旧小区的环境卫生三大改善行动。同时，市爱卫会、市健康促进委员会、市精神文明建设委员会办公室等十一部门联合向全体市民发布倡议书，多部门协作、全社会参与，巩固防疫成果，共享健康生活。

市爱卫会介绍，爱国卫生月始于 1989 年，旨在强化大卫生观念，动员全社会力量，提升群众自我保健和改善环境的意识与能力。当前，本市一手抓新冠肺炎疫情防控，一手抓复工、复产、复市。为进一步助力科学防疫、创造健康氛围，2020 年本市爱国卫生月将以"人居环境整治"为核心，开展城乡市容、集贸市场和老旧小区的环境卫生三大改善行动，强化各类公共场所主体责任，切实解决市民关心的环境卫生问题，建立健全环境卫生管理长效机制。本市还将组织开展春季灭鼠和早春蚊虫消杀行动，专业防治和群众参与相结合，为防控流行性出血热、登革热等虫媒传染病奠定基础。此外，针对随地吐痰行为，上海市城市管理行政执法局也将组织全市各级城管执法部门加强执法，重点加强对道路、公交站点、商业广场等公共场所的巡查力度。

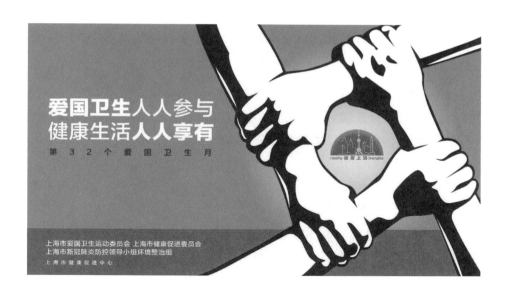

同时,结合当前疫情防控形势下,广大市民健康意识高涨的契机,市爱卫会、市健康促进委员会同市精神文明建设委员会办公室、市住房和城乡建设管理委员会、市农业农村委员会、市卫生健康委员会、市生态环境局、市绿化和市容管理局、市总工会、团市委、市妇女联合会等十一部门,联合向全体市民发布倡议书:倡导文明、革除陋习,遵守公德、维护秩序,积极参与、从我做起,养成良好卫生习惯,保持洁净城乡环境,践行健康生活方式。通过多部门协作、全社会参与,持续巩固疫情防控成果,充分发扬爱国卫生传统,以全体上海市民的自律与理性、素养与文明,共同提升健康上海能级,携手打造健康城市典范。

另据了解,爱国卫生月启动当天在东方网进行开幕活动的网络直播,将讲述上海爱国卫生运动的历史文化故事,同时发布2019年上海居民健康素养监测数据,并邀请临床医生、公共卫生医师和健康促进政策研究者等多位专家"坐堂",为不良习惯"把脉",给健康生活"开方"。网络直播还将向市民发出在线倡议、开展知识竞答,手机扫码即可参与。人人行动,共建共享,让我们的城市更清洁、更有序、更宜居,让我们的生活更健康、更文明、更幸福。

（新民晚报　作者:宋琼芳　2020-03-28）

上海疫情防控和爱国卫生抓七项重点工作

2020 年 4 月 3 日下午，上海市爱国卫生运动委员会召开 2020 年电视电话会议，部署统筹做好疫情防控和爱国卫生运动工作。会议指出，要积极贯彻全国爱国卫生运动委员会办公室、中央精神文明建设指导委员会办公室等九部门联合通知，以开展第 32 个爱国卫生月为契机，深化爱国卫生运动，倡导市民健康文明行为，助力打赢疫情防控攻坚战。上海市副市长、市爱卫会主任宗明出席会议。

在上海市委市政府的领导下，去年本市出台全国第一个省级中长期健康行动方案《健康上海行动（2019—2030 年）》，全市各区、各部门和社会各界合力推进，市民健康获得感和满意度进一步提升。据市健康促进中心监测显示，上海市民健康素养连续 12 年呈上升趋势，2019 年市民健康素养水平达 32.31%，比上一年增长 13.8%，提前达到《健康上海行动（2019—2030 年）》2022 年目标。上海市民主要健康指标已连续十多年居世界发达国家和地区领先水平。

2020 年，本市围绕防控新冠肺炎疫情和实施《健康上海行动（2019—2030 年）》，重点做好七项工作。

一是大力推进爱国卫生运动。2020 年 4 月是第 32 个爱国卫生月，爱国卫生月以人居环境整治为核心，巩固冬春季爱国卫生环境整治专项行动成果，开展城乡市容、集贸市场和老旧小区的环境卫生三大改善行动，强化各类公共场所主体责任，切实解决市民关心的环境卫生问题，建立健全环境卫生管理长效机制。进一步推动爱国卫生进村居、进学校、进机关、进企业。

二是倡导市民健康文明行为。修改完善市民卫生健康公约，加快落实公筷公勺倡议，与市精神文明建设委员会办公室等爱卫会成员单位共同推进。加强健康通识教育，联合市教育委员会等把生命健康教育纳入幼儿园、中小学教育内容。注重在职人员的教育和培训，建立健全单位卫生管理制度，加强员工健康管理。举办"百万市民健康素养大赛"系列活动，开设"健康上海说"大型网络直播节目。

三是推进落实《健康上海行动（2019—2030 年）》重点项目。深化推进首批 40 个项目，继续实施市政府健康实事项目——向全市所有常住居民家庭免费发放健康知识读本和健康工具。组织各区实施区域化特色项目，推进长三角健康一体化行动，开展 G60 科创走廊健康示范企业建设。持续完善"健康上海全景电子地图"。

四是加强国家卫生区镇和健康支持性环境建设。完成崇明区国家卫生区新创、14 个国家卫生区复审和国家卫生镇创建工作任务，力争在全国率先实现国家卫生区镇全覆盖。结合文明城区创建、农村人居环境整治行动等工作，完善国家卫生城镇长效管理机制。开展健康村镇试点建设，推进健康学校、健康企业、健康医院、健康机关建设。

五是做好病媒生物防制。组织发动单位、小区、家庭，开展以孳生地清理为主要内容的病媒生物防制活动，防止病媒生物孳生，降低媒介传播疾病发生和流行风险。开展早春蚊虫消杀和春季灭鼠补课工作，夯实登革热等虫媒传染病防控工作基础。做好第三届中国国际进口博览会等重大活动病媒生物防制保障。持续巩固本市维持血吸虫病消除状态成果。

六是加强控烟宣传和执法。在世界无烟日、全民健康生活方式活动周等节点，组织开展系列无烟宣传倡导活动。深化无烟环境示范建设，切实推进党政机关、医疗卫生机构控烟工作，加大学校控烟工作力度。坚持集中执法、专项执法与日常执法并重，建立联动执法机制。开展"十月怀胎·爸爸戒烟"上海市孕产家庭戒烟公益活动，完善戒烟服务网络。

七是加强组织体系和队伍能力建设。完善市、区爱卫会组织体系和功能，推动跨部门合作、多部门联动。建立健全《健康上海行动（2019—2030 年）》相关机制，完善监测评价考核和问责制度，把《健康上海行动（2019—2030 年）》执行情况纳入各级党委和政府考核内容。广泛发动基层群众共同参与"健康上海行动"。

（上观新闻 作者：顾泳 2020-04-03）

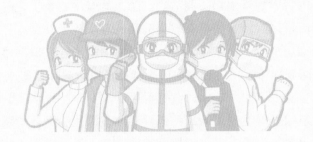

第 二 章

战"疫"科普90金句

从院士"大咖"到科普"网红",从"传染病问不倒"到"600号男神",从"口罩达人"到"消毒明星",疫情防控期间,各路"大神"或权威发声,或硬核喊话,或加油鼓劲,或温馨提醒……网络刷屏,全民暖心——健康恒久远,金句永流传!

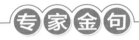

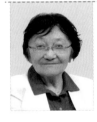

闻玉梅

★ 中国工程院院士、
复旦大学上海医学院医学分子实验室创始人

❶ 历史上从来没有一种病毒可以把一个国家的人民打倒。

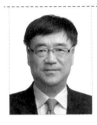

宁 光

★ 中国工程院院士、
上海交通大学医学院附属瑞金医院院长

❷ 慢性病患者"五不""五常"防病口诀:"五不",即不出门、不聚会、不聚餐、不久坐、不停药;"五常",即常开窗、常态生活、常运动、常联系、常调整。

❸ 大家可以闷在家里,但是一定要动在房里。

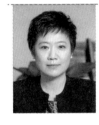

吴 凡

★ 中国－世界卫生组织新冠疫情联合专家考察组成员、
复旦大学上海医学院副院长

❹ 战"疫",每个人都是参与者、贡献者。现在这个关键时刻千万不能麻痹大意,千万不能心存侥幸,千万不能放松措施。

❺ 我们要做好较长时期抗"疫"的心理准备,做好个人防护,以不变应万变,才是科学的抗"疫"态度。

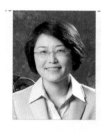

郑 锦

★ 上海市卫生健康委员会新闻发言人、党组副书记

6 克服麻痹、松懈和侥幸心理，"宅"在家里，减少人际接触，就是对自己和家人最好的保护，也是对社会最大的贡献！

7 防控不可松懈，聚会、聚餐不可有，口罩更不可轻易摘除，我们要时刻保持忧患意识，时刻严防疫情的"倒春寒"！

8 "行百里者半九十"，抗"疫"仍未成功，市民还需努力！希望大家继续"闷"、耐心等、少外出、不扎堆！

9 疫情防控的人民战争不仅是为人民而打，更要依靠人民去打。

10 阻断病毒传播，要每一个人的自觉，所有人的力量汇聚在一起就是坚不可摧的。

11 我们要让生活在这座城市里的市民，生命安全和身体健康始终有保障、有呵护，更能感受到城市的温度！

12 我们要坚决克服麻痹思想、厌战情绪、侥幸心理、松劲心态。疫情不散，我们不约！

13 勤洗手、戴口罩、多通风、保持社交距离、使用公筷公勺是上海防控疫情的"硬核实力"。

14 我们要始终绷紧"防疫情反弹"这根弦，千万不能掉以轻心！

15 新冠肺炎没有特效药，保护好自己最有效的方式就是继续"闷"、少外出、不聚会、戴口罩，不要让哪怕万分之一的可能，变成追悔莫及的伤害！

⑯ 上海全民抗"疫"已进行六个多星期了，我们用科学精神、理性态度和自律行为，构筑起抵御新冠病毒的"铜墙铁壁"，致力于打赢疫情防控的人民战争。

⑰ 市民群众的健康意识空前高涨，保持社交距离。"一米，是爱你的距离"成为上海早春最温暖的话语。

⑱ 爱国卫生运动是优良传统，健康在于自律，习惯在于坚持！

⑲ 疫情防控，每一个人都不是局外人，大家都要念好"三字诀"：一是"闷"，闷在家里少外出；二是"固"，巩固已有成果，固守城市安全；三是"耐"，耐心等待疫情的平息，耐心排队，保持距离。

⑳ 大家在坚持"非必须，不出门"的前提下，有序恢复生产生活，高高兴兴上班，认认真真防护，平平安安回家！

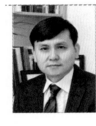

张文宏

★ 上海市新冠肺炎医疗救治专家组组长、
复旦大学附属华山医院感染科主任

㉑ 你在家里不是隔离，是战斗！

㉒ 我们要闷死病毒，闷死病毒也是一种战斗。

㉓ 复工后，防火防盗"防同事"。

㉔ 正常生活正在慢慢回归，但是还没有到为所欲为的地步。

㉕ 我们要多想一点，再多想一点，我们要跑在病毒前头！

㉖ 成年人接种疫苗应成共识，吃补品不如减少应酬。

㉗ 你要说这些方案中哪个特别好，其实治疗这种病没有神药，唯一的"神药"就是集中所有的优势资源，让患者坚持下去。

㉘ "上海方案"其实已经有了，它并不是写在纸上的，而是体现在患者身上的。

㉙ 你问我这个药、那个药，哪个药有效，那我告诉你：最有效的药就是你的免疫力。

㉚ 只要你戴口罩、勤洗手、保持社交距离，你想得这个病也不是那么容易的。

㉛ 上海目前最大的挑战是境外输入，我们要严阵以待，迎接"二次过草地"的挑战。

㉜ 要抓好"防输入"，不是政府一方面就可以做到的，普通老百姓的配合至关重要，如果不配合，这个"仗"打不好。

㉝ 上海的防控怎么做？防输入和扩散，必须紧紧依靠我们的疾控与海关，靠我们的医院发热门诊与哨点网络，靠我们群防群控的居委会干部，靠我们社区的管理，靠民众的自觉。

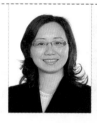

江帆

★ 中国医师协会儿童健康专业委员会主任委员、
上海交通大学医学院副院长

㉞ 儿童青少年居家生活六大要点：动起来、看远方、睡规律、好营养、讲卫生、多互动！

㉟ 洗手的时间要足够长，坚持唱完一首《生日歌》。

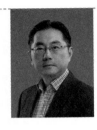

王 彤

★ 上海市健康促进委员会办公室副主任、
上海市卫生健康委员会健康促进处处长

㊱ 再也不能让"舌尖上的美味",变成"舌尖上的危险",改变陋习、拒绝野味!

㊲ 古人日出而作、日落而息的生活理念对今天仍有借鉴意义。今天的人,往往把熬夜、吃火锅、撸串、打游戏、叫"外卖"、久坐不动作为生活常态,背离了生活规律的健康法则,在不良生活方式的道路上越走越远。

㊳《黄帝内经》说:"饮食有节,起居有常"。要把规律作息、合理膳食作为健康生活、预防疾病的"必杀技"。

㊴ 运动是最好的健康保险,要把经常性有氧运动作为健康必修课。

㊵ 不可过度恐慌,恐慌的危害甚至超过疫情本身,恐惧是最厉害的病毒!不要"秒站队、随便骂",更不能信谣传谣。

㊶ 生命教育是最重要的教育,关爱健康、尊重生命是永恒的人生课程。

㊷ 我们要用生命意识的觉醒来激发整个教育理念的变革。

㊸ 新冠肺炎疫情再次使我们明白,物质财富不是最重要的,不是终极追求,健康、亲情才是最弥足珍贵的!

㊹ 疫情过后,照亮我们前行道路的,是警醒、反思和足够的理性。

㊺ 不要等疾病过去了,就忘记了疾病,忘记了那些用生命代价换来的经验教训!

46 我们有理由相信，一种经过病毒洗礼后的新生活方式正加速走来，那就是用科学素质、健康素养、文明修养和法治精神所涵养的人生态度。

47 新冠病毒带给人们的，除了疾病、痛苦和烦闷，还能有什么？应该是反思、进步和成长！

48 上海发出使用公筷公勺倡议，既借助于防疫期间大家健康意识高涨，强化公筷意识，也得益于上海开放、包容、创新的品格，常有移风易俗、开风气之先的举措。

49 餐饮业有责任宣传倡导、推广使用公筷公勺，安全、健康是餐饮企业的核心竞争力所在。

50 一些人担心"使用公筷公勺很麻烦，还可能会影响亲情"，亲情、友情虽浓，却挡不住病毒传播！

51 经过新冠病毒的洗礼，上海市民的健康意识将有质的飞跃。

52 面对新冠病毒，上海市民健康意识高涨，拿起自我防护的武器："戴口罩、勤洗手、多通风、不扎堆"成为防疫"四大法宝"，公筷公勺也成为"健康新食尚、餐饮风向标"。

53 怎样让防疫的经验成为健康生活启示录？需要我们集体反思、深刻警醒，把"防疫法宝"转化为上海2400万市民健康生活的行为习惯和人生自觉！

54 让在疫情期间形成的做法固化为上海市民健康生活的好习惯，转变为城市精细化管理的新抓手。

55 我们要让法制成为公序良俗和健康文明行为的推进器。

56 多管齐下，早日让使用公筷公勺成为餐饮服务的"标配"、市民家庭的自觉。

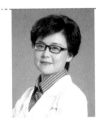

华克勤

★ 复旦大学附属妇产科医院党委书记、主任医师

57 千万不要熬最晚的夜，涂最贵的眼霜。

58 不要盲从"三月不减肥，四月徒伤悲"。

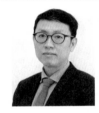

谢 斌

★ 健康上海行动专家咨询委员会专家、
上海市精神卫生中心党委书记

59 我们不要把过多的精力用于关注疾病方面的信息，该追星的追星，该追剧的追剧，这样可能会有助于缓解焦虑的情绪。

60 好的心态对个人是最好的免疫力，正常的秩序对社会来说也是最好的免疫力。

61 大家想要放飞自我时，先抛给自己三个"灵魂拷问"，凭什么、为什么，以及做什么？

62 控制灵魂对自由的渴望，不要输在麻痹大意。待病毒消散之际，骑马踏花，看尽山河之绚烂——所有美好不必急于一时。

63 个体的"复原力"铸就社会的"免疫力"。

64 积极地"喘息"比"葛优躺"更好。

65 疫情结束不代表心理援助画上句号，给英雄们送上掌声、鲜花的同时，也要及时装上心理"减压阀"。

66 有些人说"屏牢了 I see you，屏不牢 ICU"，我觉得这是一种善意提醒。

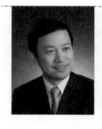

董 健

★ 复旦大学医学科普研究所所长、
复旦大学附属中山医院骨科主任

67 很多人"宅"在家里，以不出门的方式为抗击病毒做贡献。但是，刷手机、玩平板电脑、居家电脑办公姿势不正确，时间久了就会出现"宅出来的痛"。

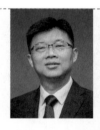

吴立明

★ 健康上海行动专家咨询委员会专家、
上海市健康促进中心主任

68 合理使用口罩，市民可参考"五戴、三不戴"。

69 重复使用口罩，市民应注意"三要、三不要"。

70 疫情防控降级，科学戴口罩，市民可以"四戴、三不戴"。

71 上海市健康促进中心要做上海公筷公勺行动的"多面手"——公筷公勺倡议的先手、促进倡议落地的推手、市民健康用餐的帮手。

72 春风依旧、万物复苏，在享受美好春光的同时，仍要协力战斗，抗击疫情，让我们"不误防疫不负春"！

73 朋友们，没有生命健康，哪来诗和远方？继续做好科学防护，方能享受明媚春光。

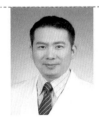

邹海东

★ 中华全国防盲技术指导组副组长、
上海市眼病防治中心党委书记

74 近视没有特效药，家长重视最重要！

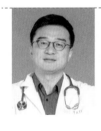

崔 松

★ 国家中医药管理局中医药文化科普巡讲团专家、
上海中医药大学附属曙光医院主任医师

75 充分利用好阳光这个不花钱的天然消毒剂。

76 出门戴口罩不能吸烟，所以趁此机会把烟戒了吧！

77 人吃五谷杂粮，难免头疼脑热。新冠疫情期间，是否该就医看病成了一道令人纠结的选择题。为了降低感染风险，原则上主张"非必须，不要去"。

78 防未病，治已病，看病也要"拎得清"。健康上海，你我共同守护！

79 自我放飞还过早，继续"屏牢"是关键。

(80) 消毒水不是花露水，过度消毒也是毒。

(81) 酒精不是酒，只作外用，不能口服。

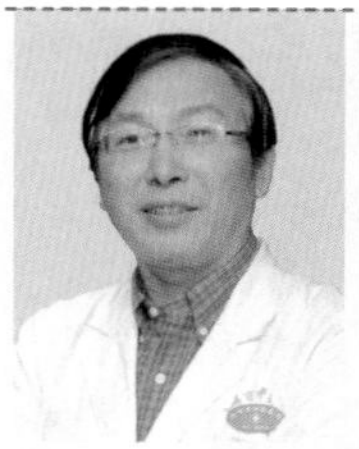

许 良

★ 上海中医药大学附属市中医医院神志病科主任医师

(82) 提高免疫力的最好武器是睡眠，只有睡得好，抗“疫”力才能更好。

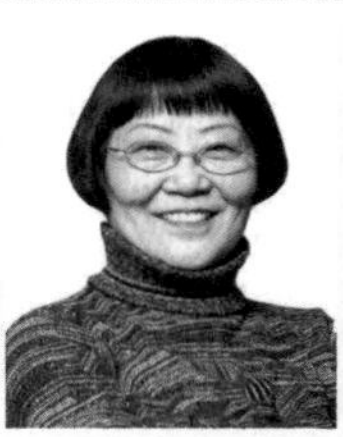

陈 默

★ 华东师范大学心理咨询中心儿童青少年心理教育专家

(83) 一个人的内心力量越强，自身免疫力也会越高；相反，盲目恐慌，免疫力也可能下降。

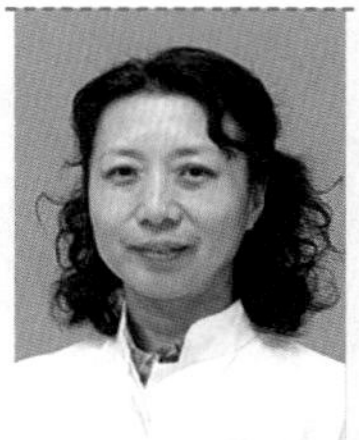

乔 荆

★ 同济大学附属东方医院儿科主任

(84) 用成人口罩代替儿童口罩，如同让小孩穿上大人的鞋，不仅起不到防控作用，还可能“摔跟头”。

其他金句

85 人类发展的历史，从来就是一部疾病斗争史。我们从没像今天这样感受到：健康是最重要的祝福，平安是最真挚的愿望，胜利是最深切的期待！

摘自《12位院士给上海市民的倡议书》

86 在一切疾病与困厄面前，我们都是命运共同体，为这座卓越的城市书写传奇，在这个崭新的时代创造历史！

摘自《12位院士给上海市民的倡议书》

87 疫情下，我们要继续"宅"、继续"闷"，更要养成清洁卫生的良好习惯，牢记"搞、堵、动、学"四字诀：环境清洁"搞"起来，卫生死角"堵"起来，翻盆倒罐"动"起来，除害技巧"学"起来。

摘自上海市爱卫会在2020年春季爱国卫生运动中的倡导

88 回家洗手轻脱衣，及时悬挂通风处；晨起被褥莫急叠，经常晾晒可杀菌；室内消毒不可少，洁具清理要及时。

上海市卫健委健康提示短信

89 疫情当前，一份营养、安全的美食也是战"疫"良方，优秀如你，"宅"家解锁厨艺，复工比拼便当吧！

摘自"健康上海12320"微信公众号

90 公共健康没有局外人，健康需要社会各界共同维护和促进。

摘自市爱卫会、市健康促进委、市文明办会同12家知名企业
联合发布的《勇担社会责任，共筑健康上海倡议书》

第三章

战 "疫" 经典述评

　　跨部门合作、全社会联动，非常时期的全民健康防护，正是"健康上海行动"的本色彰显。多元解读、深度剖析、精彩评论、全面透视——经典述评的一字一句直击人心，如今读来更显意味深长，其带来的健康理念昭示未来。

疫情能否激发集体反思：生活方式需要改变

抗"疫"正酣，亦需反思。经历过"非典"、H1N1、H7N9防控，作为《健康上海行动（2019—2030年）》主要编者之一，我认为面对前所未有的疫情阻击战，我们需要一场全民族的集体反思，需要痛下决心的改变。

新型冠状病毒是一只黑天鹅，造成的损失难以估量。但是，疫情的拐点终将出现，我们必将迎来战"疫"胜利的曙光。闻玉梅院士说："历史上从来没有一种病毒可以把一个国家的人民打倒。"那么，这场疫情，将给我们留下什么？

抗击新冠肺炎疫情，我们付出了太大的代价。我们需要一场集体反思，需要痛下决心的改变——包括改变对生活的态度，改变那些习以为常却危害至深的观念与行为。

改变饮食习惯

17年前的"非典"元凶是野味，而今新冠肺炎的病源仍然是野生动物。人类70%的新发传染病来自野生动物。再也不能让"舌尖上的美味"变成"舌尖上的危险"。改变陋习、拒绝野味，坚决不吃来历不明、销售渠道不正规的食物，就是每一个中国公民的自觉。过去，我们喜欢围桌共餐，以体现东方式的人情味。今后，请不要忘记为每道菜加一副公筷，为每桌餐备几个公勺。

改变社交方式

人际交往要保持空间距离，不要在排队时贴得太近，在电梯或公共交通工具内，身体动作幅度要尽量减小，聊天时尽量低声，用手机看视频一定要戴耳机。请勿聚众喧哗，请在公共场所保持安静。打喷嚏时请避人，并用纸巾、毛巾或肘部遮掩口鼻，不仅有利于减少飞沫传播，更体现人的文明程度。传染病高发季节，进入公共场所请习惯戴口罩，见面少握手或不握手。

改变生活作息

日出而作、日落而息，今天仍有借鉴意义。年轻人请纠正熬夜、吃火锅、撸串、打游戏、叫"外卖"、久坐不动等不良生活方式。事实上，严重危害民众健康的几大慢性疾病，归根到底是生活方式病。要把饮食有节、起居有常作为健康生活、预防疾病的"必杀技"。运动是最好的健康保险，经常性有氧运动应作为健康必修课，科学运动，适量运动，大力提升国民，特别是青少年体质。

改变焦虑心态

遇到突发传染病和公共卫生事件，难免焦虑不安。适度的紧张，有助于提高疫情防控的参与意识。但谨防过度恐慌，其危害甚至超过疫情本身。信谣传谣，会给社会秩序和疫情防控带来很大干扰。当然，有关部门的信息公开和专业人员的心理干预也至关重要。疫情面前，没有人是局外人，每个人都是参与者和贡献者。请以包容之心，少一些地域歧视、职业歧视和人群歧视，多一些互谅互让、守望相助和同舟共济。

改变行为意识

防疫期间，总有一些人不配合防控，甚至和防控人员发生激烈冲突，凸显了其规则意识不强，缺乏对法律的敬畏。现代公民要具备契约精神和法律意识，遇到突发公共卫生事件，要主动申报登记相关健康信息，不隐瞒、不逃避，积极配合调查，依法履行公民义务。这既是对个人和家庭负责，也是对整个社会负责，更关系到个人征信。

改变教育理念

"学好数理化，走遍天下都不怕"的认识误区仍有市场，金融专业、IT 专业走红，人文专业、医学专业遇冷。生命教育是最重要的教育，要着力增强市民，尤其是青少年的健康素养，要从娃娃抓起，在大、中、小学分阶段开设健康教育必修课程。争取用生命意识的觉醒，激发整个教育理念的变革。

改变价值判断

商界传奇乔布斯在生命的最后阶段叹息,世界上最贵的"床"是病床。新冠肺炎疫情也使我们懂得,物质财富不是最重要的,更不是终极追求,健康、亲情才弥足珍贵。在功利主义、拜金主义和浮躁心态盛行的当下,这无疑是一贴清醒剂,告诉我们应该怎样做出正确的价值判断。

要反思和改变的,远不止这些。人类的历史,就是一部与疾病的斗争史。疫情过后,照亮前行道路的,是警醒、反思和足够的理性。绝不能轻易忘却那些以生命为代价换来的经验教训。

多难兴邦,中华民族越挫越奋。及时反思,勇于并善于改变,是奋起的前提。我们期待,疫情过后,人们将迎来崭新的健康生活方式,让科学素质、健康素养、文明修养和法治精神涵养的人生态度更具有普适性。

（"人民日报"客户端 作者：王彤 2020-02-20）

用健康科普助力构筑疫情防控"铜墙铁壁"

上海,正面临前所未有的新冠肺炎疫情防控战。和全市医疗救治、疾病预防、道口检测人员等并肩作战的,是一支健康科普队伍,他们在传播科学、解疑释惑、安定人心、稳定情绪等方面发挥着重要作用,为全社会群防群控疫情筑牢健康科普的"铜墙铁壁"。

面对这场突如其来的"大考",为什么上海市民能够从容答题、淡定交卷?他们文明理性、自律克制的底气从何而来?正源于长期积淀的科学素质与健康素养:据权威部门统计,上海市民具备科学素质比例达21.88%,健康素养水平为28.38%,连续多年双双位列"全国第一方阵"。此次疫情防控中,在"健康中国战略"和"健康上海行动"引领下,上海大力推进健康科普,做到"三全"——全覆盖、全媒体、全过程,突出"三重"——重要节点、重点人群、重量级专家,"六位一体"提前干预。

"10万+"已成常态 "千万级"阅读效应

正如市卫生健康委员会新闻发言人郑锦女士所言,上海的疫情防控,从一开始，就把健康科普与信息公开、新闻发布同部署、同推进，让市民有更多的知情权、参与权，从而不断提升自我防护意识和能力。

2020年1月19日晚，上海第一时间发布加强可疑病例排查的预警信息后，呼吸道疾病预防的科普宣传立即跟进，并以上海市卫生热线"12320"等作为收集社情民意的主渠道，针对市民关切的热点问题，以需求为导向，开展健康咨询服务。

健康科普就实现"全覆盖"，运用"全媒体"，跟踪"全过程"。上海市民只要留意一下，就能感受到申城无处不在、时时刻刻的健康科普：在随处可见的宣传栏、在街角路边的小店面，在长途客运站、在地铁等候区，在农贸市场、在出租车上……"洗手≠矫情""不聚≠忘记"，上海市健康促进中心与上海市广告协会合作的创意标语让人过目不忘；"科学防疫36字口诀""复工健康防护8句话"，简明好记又科学实用的健康提示屡屡"刷屏"。

通过电视、广播、报刊、微信、微博等各类媒体广泛宣传，健康科普覆盖全市16个区、215个街镇、6077个村居。向每一位市民推送健康提示短信，加大新媒体健康资讯发布力度，"上海发布"广为转发，"10万+"已成常态，科普微信获得"千万级"阅读效应，短信推送和新媒体阅读量近6亿人次。包含海报、折页、视频等多种宣传形式的科普防疫"工具包"，发放至全市社区、医院、学校、工地、商务楼宇、企业、交通口岸等各类场所。6万多块地铁、公交东方明珠移动电视屏幕，近1万块新潮传媒智能电梯屏，滚动播放防控知识视频；近10万个社区横幅、户外电子屏、宣传栏、黑板报等，持续宣传卫生防护知识。

什么最"吃重"？市民关注"拎得清"

"这个消毒科普很及时，我们差点就准备把消毒剂往身上喷了！"在浦东陆家嘴上班的白领陈小姐说。返程复工人流叠加，防疫到了关键期，健康科普更要"精准投放"。当发现一些商务楼宇、街道小区出现错误的预防性消毒方式，本市立即开展科普宣传，呼吁公众"科学、依规、不过度"。

什么最"吃重"？上海健康科普，对市民关注永远"拎得清"。重要节点——春节长假前集中提示假期不外出、做好居家卫生，并在拥有 700 万用户的"上海健康云"APP 上推出"新春到、学知识、赢口罩——健康在线竞答"；重点人群和场所——无论上班族、返程务工人员还是老人、儿童、孕产妇，无论沿街小型公共场所、农贸市场还是建筑工地、住宅小区、办公楼宇，个人防护提示与卫生管理措施，因人而异，因地制宜。

另一方面，健康科普更有"重量级"专家登场。"控制传染病、保护人民生命安全和身体健康，需要党和政府的坚强领导，需要多部门的通力合作，更需要全社会的共同参与！"2020 年 1 月 28 日，汤钊猷院士、闻玉梅院士等 12 位院士联名向市民发出倡议书，共同向全社会呼吁：科学认知新发传染病，配合排查、及时就医、做好防护。同时，在上海市新冠肺炎疫情防控系列新闻发布会上，各位"大咖"纷纷现身，为疫情防控助力。86 岁高龄的闻玉梅院士坚定表示："历史上从来没有一种传染病把某一个国家的人打倒，它总是有一个过程或者一个恢复期。"复旦大学上海医学院副院长吴凡呼吁市民一定做到三个"千万"："千万不能麻痹大意，千万不能心存侥幸，千万不能放松措施。"

这场"战役"也催生多位科普"网红"：复旦大学附属华山医院传染科主任张文宏"牺牲睡眠时间做科普"，屡有健康科普的"神来之笔"，被网友称为"传染病问不倒"；上海市健康促进中心主任吴立明主任医师，在新闻发布会上介绍复工健康防护提示后，接受多家媒体采访，并因《口罩，五戴、三不戴》《重复用口罩，三要、三不要》等多篇科普文章而被记者称为"口罩达人"；上海市疾病预防控制中心朱仁义主任医师在新闻发布会上介绍消毒知识后，立即被众多媒体"追捧"，迅速成为"消毒明星"；上海市精神卫生中心党委书记谢斌主任医师，两次上新闻发布会，"该追剧追剧，该追星追星""增加生活的仪式感，唤醒自己的心灵"瞬间成为金句，他也火速被封为"600 号男神"。

"大健康"书写"大上海"

疫情终将过去，健康才是永恒的人生主题。"跨部门合作、全社会发动，非常时期的全民健康科普，正是健康上海行动的本色彰显。"上海市健康促进委员会副主任、市卫生健康委员会主任邬惊雷表示。

此次网传"上海人买口罩全国第一"，在市健康促进委员会办公室副主任、市卫生健康委员会健康促进处处长王彤看来，正从一个侧面显示了上海市民的健康素养、科普素质与自律特质。健康早已注入上海这座城市的基因之中，与城市发展的脉搏共同跃动。上海市政府连续 12 年向全市 800 多万户家庭的 2400 多万市民免费赠送"健康大礼包"；上海市民三大健康指标连续十多年达到世界发达国家和地区领先水平；世界卫生组织赞誉上海是健康城市工作的样板城市。作为改革开放排头兵、科学发展先行者，上海在健康促进与城市可持续发展方面的引领作用愈发凸显。去年，上海出台全国第一个省级中长期健康行动方案——《健康上海行动（2019—2030 年）》，在这个特殊时刻看来，这份健康工程的"任务书、时间表、路线图"尤为珍贵：只有让"健康上海、人人行动、人人受益"的理念深入人心，只有让"健康融入万策"，更精准施策、更前端干预，才能让传染病和慢性病的防范更加科学，才能为卓越的国际城市奠定健康之基，书写时代传奇。

"边做边总结，边做边评估，边做边提炼。"王彤认为，"我们应当深刻反思——我们的生活方式，我们的文化理念，我们的价值判断。我们要把'大卫生、大健康'作为通识教育——不是可有可无的选修课，而是所有人的必修课。在传染病面前，没有人能成为局外人。我们每个人，都是自身健康的第一责任人，都是公共卫生体系不可或缺的一部分！"

（东方网 作者：刘轶琳 通讯员：宋琼芳 2020-02-19）

从"硬核"喊话到金句刷屏，
这场"战斗"稳定人心

"疫情不散，我们不约。"

"消毒水不是花露水，过度消毒也是毒。"

"屏牢了，I see you（再相见）；屏不牢，ICU（重症监护室）。"

……

近段时间，上海医学专家的"科普箴言"几乎天天刷屏，层出不穷的金句在公众中广为传播。这些金句背后，是上海疫情防控科普宣传工作的持续推进。

事实上，一个多月来，几乎每一位上海市民都能感受到无处不在、时时刻刻的健康科普。

拿起手机，就能看到各类紧跟热点的科普文章。疫情发生后，上海市委宣传部立即牵头，整合"健康上海12320""上海科普订阅号""上海应急守护"等相关部门公号平台，组建40多人科普专家团队，涵盖医疗救护、公共卫生、健康管理、安全应急、心理咨询等领域，与本市各新闻媒体精准对接，向各宣传平台及时提供科普知识，在传播科学、解疑释惑、安定人心、稳定情绪等方面发挥着重要作用，成为群防群控疫情、筑牢健康防线的一道"铜墙铁壁"。

自2020年2月21日起，上海市新冠肺炎疫情防控系列新闻发布会也增设了一个专家科普的发言席位。17天17场，发布会已先后邀请8位医学专家轮番上阵，面向公众直播防疫科普要点，一天也未中断。

医学大咖"硬核"喊话，抚平公众恐慌情绪

2020年1月20日，上海首例新冠肺炎病例确诊。1月22日，新冠肺炎上海专家治疗组高级专家组长张文宏教授开始在"华山感染"微信公众号上更新文章，帮助公众了解疫情的动态走势，做好自我防护。连载的第一篇文章中，他就写明病毒的潜伏期平均是7天，并回答了儿童是否易感等公众关心的话题。此后，每天坐等"华山感染"更新成了许多人的期待。

通常，公共卫生事件发生的最初阶段是公众最易恐慌的时候，不少前车之鉴都表明，如果这时掌握一手信息和专业知识的专家不站出来，就会谣言四起。2020年1月28日，汤钊猷、闻玉梅等12位院士率先联名向上海市民发出倡议：科学认知新发传染病，配合排查、及时就医、做好防护。他们深知，控制传染病，需要全社会的共同参与。

自新冠疫情发生以来，曾亲历过"非典"、禽流感、疫苗风波的上海市疫情防控公共卫生专家组成员、复旦大学上海医学院副院长吴凡在抗"疫"一线奋战的同时，不忘通过媒体，围绕市民关心的问题介绍上海的防控措施，普及个人防护知识。在2020年2月10日的上海市政府新闻

发布会上，她说："现在这个关键时刻千万不能麻痹大意，现在这个关键时刻千万不能心存侥幸，现在这个关键时刻千万不能放松措施。这'三个千万'至关重要。"语言干练、逻辑清晰、直奔主题……"三个千万"让不少市民直呼"走心"。有网友评论说，"每次看到吴凡出场，就觉得心安。"

这一个多月来，从疫情初期的消除"杂音"、澄清谬误，到防控成效初显时的鞭策提醒，再到复工复产时的加油鼓劲、心理疏导，在每一个关键节点上都有一批医学"大咖"理性发声、硬核"喊话"，让公众内心踏实、不焦虑。

科普金句频现发布会，医学专家变"顶流"

2020 年 2 月 21 日，上海中医药大学附属曙光医院主任医师崔松作为首位常驻医生登场，他的一句"消毒水不是花露水，过度消毒也是毒"，一下子"火"了。迄今，他已亮相了 10 场新闻发布会。

崔松有着近 20 年的医学科普经验，主持人出身的他深谙与公众的沟通之道。他说，想要在老百姓里传开，句子既要短又要形象。他喜欢从古籍中找灵感，比如"虚邪贼风，避之有时""精神内守，病安从来"都出自《黄帝内经》，古人用精辟的语言点明了防疫的实质。短短一个半月，崔松的首个抖音号"崔松主任话健康"收获近 7 万粉丝；新闻发布会上，那句"出门戴口罩不能吸烟，所以趁此机会戒了吧"，点击量超 1300 万。

像崔松一样，在这场疫情防控战中，许多医生一跃成为科普传播中的"顶流"。上海市精神卫生中心党委书记谢斌主任医师，两次走上新闻发布会，"该追剧追剧，该追星追星""增加生活的仪式感，唤醒自己的心灵"瞬间成为刷屏金句，他也火速被封"600 号男神"。

科普达人与市民良性互动，筑牢群防群控"铜墙铁壁"

打开广播，马上有人为你答疑解惑。由市科协与东方广播中心联手打造的《十万个为什么》抗"疫"科普节目，每天上午播出 1 小时，节目FM 端覆盖 53.7 万人，云端点击量达 133 万次。

当你焦虑、恐慌、烦躁时，有人为你的情绪"兜底"。市卫生健康委员会组织全市精神卫生机构和行业协会的 450 余名专业骨干组建了心理咨询服务团队,"上海健康云——新冠肺炎公共服务平台"全天候为市民提供心理咨询服务。

科普是这场战"疫"中不可或缺的精神力量。崔松说,它能起到稳定人心的作用。上海市健康促进委员会办公室王彤表示,疫情终将过去,健康是永恒的主题,疫情下的科普既是"战斗",更着眼于把知识转化为人们的健康生活习惯。

（文汇报　作者：沈湫莎　2020-03-08）

健康科普"八音齐奏"：
上海疫情防控"神助攻"

战"疫"的 40 多天,上海卫生健康系统用三大"法宝"——医疗、疾控和科普,交出了一份疫情"中考"的高分答卷。其中,健康科普是不可或缺的"加分项",而上海有 8 位不同领域的"重量级专家"则是健康科普的"神助攻"。

从"硬核"喊话到金句刷屏,从释疑解惑到增强信心,他们发出权威声音,提出专业建议,消除恐慌"杂音"。倡导理性、澄清谬误,比拼速度、保持"热度"、加强力度,他们以专业素养和科学精神筑起抗"疫"防护的坚实盾牌。8 位"大咖",也是上海无数健康科普工作者的缩影。

"铿锵三人行",稳情绪又提气,打出心灵"组合拳"

从 2020 年 1 月 20 日,上海确诊首例新冠肺炎病例开始,面对突如其来的新冠病毒,在公众最需要科学引导的时候,中国工程院院士、复旦大学教授闻玉梅等 12 位院士挺身而出,率先联名向市民发出倡议：科学认知新发传染病,配合排查、及时就医、做好防护。

"大多数的流行病学专家、病毒学专家、临床学专家都认为疫情不会一直持续下去。历史上从来没有一种传染病把某一个国家的人打倒,它总是有一个过程或一个恢复期。"闻玉梅在上海市新冠肺炎疫情防控系列新闻发布会上，发出了铿锵有力又鼓舞人心的科学之音。

在非常时期，蕴含着为民情怀、严谨作风与科学精神的她，还开展了一项"非常研究"：在她的建议并关心下，复旦大学上海医学院教育部/卫健委医学分子病毒学实验室联合公共卫生学院，仅用7天便完成"安全、快捷再生一次性医学口罩"的实验研究，得到令人振奋的结果。

疫情防控，既要增添信心，也不能盲目乐观。连续"闷"了3周的上海，新增确诊病例数接连下降，看上去似乎胜利在望，是否可以放松紧绷的神经？

中国－世界卫生组织新冠疫情联合专家考察组成员、复旦大学上海医学院副院长吴凡，适时给大家高涨的热情"降降温"："千万不能麻痹大意，千万不能心存侥幸，千万不能放松措施"。"三个千万"的提醒，传递出科学的防控意识，零新增不等于零风险，有信心不等于能大意。病毒尚未"躺平"，拐点尚未到来，理性地对待，不泄气松劲，也是疫情考验的关键所在。

疫情带来的考验远不止这些。随着"闷"的时间越来越久，焦虑与烦躁的情绪相互滋生。如何疏解大众"闷闷不乐"的不良情绪？上海市精神卫生中心党委书记谢斌主任医师给出实用的生活建议，"该追剧追剧，该追星追星"。适时的转移注意力，也是一种积极的"心理防护"。

减少焦虑情绪，可通过增加单调生活中的"仪式感"来实现，"要在心理上把自己唤醒"，谢斌再次开出"心灵处方"。他也以诙谐的方式善意提醒市民"屏牢了，I see you；屏不牢，ICU"，并建议趁此机会尝试一些"新冠生活新方式"："降低需求、延迟满足、有意义的独处等。"

从闻玉梅、吴凡到谢斌，3位不同领域的权威专家，在疫情防控的一个多月内，精准抓住公众心理变化的重要节点，打出一套有力的健康科普"组合拳"。从疫情最初的提振信心，到防控成效初显的鞭策提醒，再到"宅"太久时的心理疏导，抗疫情、稳情绪齐头并进，增信心、除焦虑相得益彰，提升市民抗击疫情的"心灵免疫力"。

"医疗双子星"，专业上添底气，注入医学"强心剂"

新冠肺炎"抗疫战"催生了多位科普"流量"担当，其中不乏临床医生。不断上热搜的"硬核"教授——复旦大学附属华山医院传染科主任张文宏便是其中之一。

张文宏被大家所熟知，不仅因为他是上海医疗救治专家组组长，更因为他是一名热衷于健康科普的"铁人"。他秉承"给老百姓讲真话"的信念，经常"牺牲睡眠时间做科普"：在华山医院感染科公众号保持传染病知识的更新，阅读量超过 10 万已是常态，阅读量最高的一篇已达"千万级"；其主编的《张文宏教授支招防控新型冠状病毒》电子版一经发布，众多市民便纷纷点赞。

疫情面前，除了传染病知识的普及，更需要医疗内容的跟进。尤其在上海新冠肺炎患者收治定点医院，救治工作是如何开展的？上海市公共卫生临床中心党委书记卢洪洲教授便担当起临床医学与科学普及之间的桥梁和纽带。集中全市优质医疗资源的公共卫生临床中心这座"上海堡垒"掀开"神秘的面纱"，2020 年 2 月 17 日，上海市公共卫生中心首次向媒体开放作为上海抗"疫"战略储备的应急病房大楼，卢洪洲如数家珍，彰显了上海未雨绸缪的长远眼光。

张文宏和卢洪洲两位医学"大咖"，以科学、严谨的专业素养，为健康科普增添了医学底气，延展了防疫知识的内涵，这对健康知识的普及无疑是一针"强心剂"，在众声喧哗中，让大家更多地倾听权威声音，掌握准确的防护知识。

"科普达人秀"，细微处"接地气"，送上健康"定心丸"

常见的家用消毒产品如何区分？为什么家长要"藏好"消毒剂？ 2020 年 2 月 25 日，上海在线教育首节试播课《中小学生防疫公开课》开播，上海市疾病预防控制中心传染病防治所消毒与感染控制科主任朱仁义主任医师打响了面向全市 142 万中小学生的健康科普"第一炮"，让"健康教育进课堂"的梦想照进现实。

早在公开课之前，朱仁义便化身科普届的"消毒卫士"，不仅通过多个媒体平台，及时普及预防性消毒等消毒措施，还针对"全方位无死角喷洒消毒是否有效"等热点话题，提出科学见解，避免"防疫过度"。

"面对新冠疫情，如何做到高高兴兴上班，平平安安回家？"2020 年

2月21日，上海中医药大学附属曙光医院主任医师崔松，作为上海新冠肺炎疫情防控系列新闻发布会上的首位常驻医生，完成"科普发言人首秀"，屡有金句刷屏："消毒水不是花露水，过度消毒也是毒""疫情不散，我们不约"……

已是科普"网红"的崔松，"虽然没有被派到疫情的最前线"，却冲锋在"互联网抗疫"第一阵营：通过公众号"医声相伴崔松说"，至今已发布30余篇防疫健康科普；开设抖音号"崔松主任话健康"，通过短视频及直播等形式，从敏锐的视角，以专业的技术，用亲和的语言，把科学防疫知识娓娓道来。在一个多月内，抖音号收获近7万"粉丝"、32万余次点赞，其中一条呼吁大家在疫情期间戒烟的抖音视频，浏览量迅速突破1100万。

主攻健康科普，同样不得闲的还有"口罩达人"——上海市健康促进中心主任吴立明主任医师，以《口罩，五戴、三不戴》《重复用口罩，三要、三不要》等多篇科普文章，从市民最关心的个人防护用品入手，送上解疑释惑的"及时雨"。口罩科普之外，他还作为"公筷公勺倡议书"的发起人之一，向全社会呼吁："聚餐时请使用公筷公勺"，助力阻断病菌传播，引领健康上海新时尚。在10多个小时内，上海发布、市卫健委官微的倡议书阅读量就超过126万次，点赞超过1万次。

健康科普需要"接地气"。尤其疫情当前，怎样以最短时间，让防疫知识科学、通俗、易操作？朱仁义、崔松和吴立明3位"科普达人"，努力让科普贴近生活，多元、多点精准发力，为市民送上"用料"实足的健康"定心丸"。

打赢防疫阻击战，需要全社会共同努力。如何利用好健康科普这一有力"武器"？上海的8位健康传播引领者开了一个好头，与全市健康科普工作者一起，助力构筑上海疫情防控的"铜墙铁壁"，身体力行地为防疫知识"带货"，为健康促进"加分"。

疫情终将过去，对健康的渴求却不停歇。只有持续加强"人人参与、人人受益"和"健康融入万策"的理念，加大科普宣传力度，扩大社会有序参与，才能在春暖花开之时，人人共享"健康上海行动"结出的累累硕果。

（中国新闻网 作者：董悦青 2020-03-02）

将"公筷革命"进行到底

新冠病毒带给人们的，除了疾病、痛苦和烦闷，还能有什么？应该是反思、进步和成长！

苦难是财富，灾疫是老师！这场疫情教会了大家很多，让更多市民痛定思痛、改变行为，养成戴口罩、勤洗手、多通风、拒绝野味、保持社交距离等良好卫生习惯。这也是防控新冠肺炎疫情的"硬核"实力。

近日，上海市健康促进委员会、市精神文明建设委员会办公室、市卫生健康委员会、市健康促进中心联合向全体市民倡议：无论是在饭店，还是在家用餐，都请使用公筷公勺。倡议方还推出了一组4张的宣传海报。

倡议发出后，社会各界好评如潮，广大市民纷纷点赞：上海发布、市卫健委官微在10多个小时内，阅读量就超过126万次，点赞超过1万次；新民晚报官微的调查显示，92%的读者赞成用公筷公勺；上海人民广播电台"市民与社会"栏目讨论时发言踊跃，主持人秦畅说："创下近期听众发言之最"。上海100家文明餐厅郑重承诺：率先提供并使用公筷公勺。用公筷公勺，正前所未有地迅速达成社会共识，成为健康上海的新风尚。

当然，改变用餐习惯不是件轻而易举的事。网友留言中，也有对现

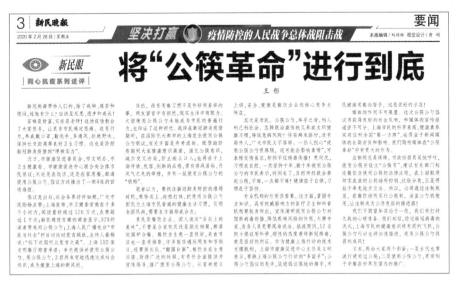

（来源：新民晚报）

实生活中阻力的担忧。之前使用公筷公勺未能成为市民的普遍行为，也印证了这种担忧。选择在新冠肺炎疫情期间，在国际化大都市的上海发出使用公筷公勺倡议，有关方面是有考虑的。既借助防疫期间大家健康意识高涨，强化公筷意识，减少交叉污染，防止病从口入；也得益于上海开放、包容、创新的品格，常有移风易俗、开风气之先的举措，并有一批使用公筷公勺的 "铁粉"。

要抓住新冠肺炎防控的难得时机，乘势而上、趁热打铁，把使用公筷公勺固化为上海市民普遍的健康生活习惯，引领全国风尚，需要五方面形成合力。

首先是餐饮企业。国人追求 "舌尖上的美味"，不管是合家欢庆还是朋友相聚，都喜欢围炉合餐。餐饮业生意一直很好，美食节目也一直受推崇。许多饭店遇到周末和节假日，还要排长队、"翻圆台面"。餐饮业在生意兴隆、财源广进的时候，有责任全面提供并宣传倡导、推广使用公筷公勺。从某种意义上讲，安全、健康是餐饮企业的核心竞争力所在。

其次是市民。公筷公勺，举手之劳，利人、利己、利社会。怎样既沿袭传统又养成文明健康习惯，降低患病风险？传染病来临时，没有局外人，广大市民义不容辞。一些人担心 "使用公筷公勺很麻烦，还可能会影响亲情"，可亲情友情虽浓，却挡不住病毒传播！更何况，习惯成自然。一些坚持十年、数十年使用公筷公勺的市民表示，时间长了，自然而然就会拿起公筷，不难，一点都不难！健康在于自律，习惯在于坚持。

专业机构的作用很重要。这方面，掌握专业知识、具有权威影响力的医疗卫生和科普机构要挺身而出，宣传阐明使用公筷公勺对阻断病毒传播、降低疾病风险的作用，大牌专家、医务人员更要现身说法。抗 "疫" 期间，12 名院士倡议用科学、理性的态度看待新冠病毒，就是很好的例证。作为 "健康上海行动" 的技术支撑机构，上海市健康促进中心主任吴立明表示，要做上海公筷公勺行动的 "多面手"：公筷公勺倡议的先手、促进倡议落地的推手、市民健康用餐的帮手。这是很好的示范！

媒体的作用不可限量。这次公筷公勺倡议书获得良好的社会反响，和媒体的宣传报道密不可分。上海市民的科学素质、健康素养双双位列全国 "第一方阵"，也得益于新闻媒体的长期宣传和影响。我们期待媒体在 "公筷革命"中有更大的作为。

法制规范是保障。市政协委员吴悦呼吁,使用公筷并设立"公筷节",建议有关部门制定餐饮业使用公筷的法律法规。在上海取得切实成效的公共场所控烟、垃圾分类,正是得益于率先地方立法。所以,必须通过法制规范,在餐饮场所实行公筷制,涵盖公勺的使用,让法制成为公序良俗的推进器!

我们不期望"毕其功于一役",我们有打持久战的心理准备。我们相信,经过新冠病毒的洗礼,上海市民的健康意识将有质的飞跃,公筷公勺行动也将加速推进,使用公筷公勺将蔚然成风!

文末,再给大家两个"彩蛋":一是古代也曾流行过使用公筷;二是使用公筷公勺,更有利于中餐在世界范围内的推广。

（新民晚报 作者：王彤 2020-02-28）

直击市民心里的"怎么办"，
抗疫科普为"战斗力"持续补给

随着本市复工复产有序推进,进出公共场所的市民日渐增多,各种"怎么办"接踵而至。2020 年 3 月 8 日,根据当前疫情防控的阶段性特点,上海市卫生健康委员会对外发布《疫情防控市民健康科普 50 问》,系统回答公众关切。而在 2020 年 3 月 1 日,针对市民遭遇的心理问题,由上海市精神卫生中心发布的《疫情防控市民心理疏导 18 问》,就已成为公众"宅家战斗"的心灵处方。目前,市精神卫生中心团队正在紧张撰写"市民心理疏导问答 2.0 版"。由市卫生健康委员会组织编写的中、英、日等 5 种语言的《入境人员新型冠状病毒肺炎健康指引》也将于近日发布。

不只"50 问""18 问",细心的市民早已发现,在这场战"疫"的每个关键节点,每当公众有疑惑、心理有变化,科普专家早就"等在前头"。他们说,及时回应公众关切,才是最有效的科普。联防联控、群防群控,健康科普正在为疫情防控这场人民战争"持续补给",筑牢、织密覆盖 2400 万市民的公共卫生安全网。

健康 "50 问"，个个 "接地气"

"在户外必须佩戴口罩吗""新型冠状病毒会不会通过地铁票传播""乘地铁发现有人摘下口罩怎么办"……由上海市健康促进中心编写的《疫情防控市民健康科普 50 问》，涵盖日常防护、通勤、办公、消毒、求医问药等五大方面，每方面各 10 个问题，个个 "接地气"。

上海市健康促进中心主任吴立明告诉记者，许多问题直接来自市民提问。比如在编写 "通勤篇" 时，他们设想了市民乘坐地铁、私家车、出租车等交通工具时可能遭遇的各种情况，这时有人提醒说，网上对共享单车的讨论很热烈，于是他们就把 "骑共享单车应如何防护" 作为 "一问" 写了进去。

回应公众最关心的问题，是参与此次抗 "疫" 科普的专家们的共识。不久前，由上海市精神卫生中心发布的《疫情防控市民心理疏导 18 问》，同样出自该中心疫情心理咨询服务中的高频问题：一开始，不少人对自己是否感染新冠肺炎感到焦虑；后来，越来越多的人前来咨询孩子不听话、夫妻老吵架、"宅" 家睡不着等问题。这些来自社会的共性话题，一一被写入了 "18 问"。

跟着公众心理走，关键节点早筹谋

"做科普，还得懂点心理学，把握住公众心理变化的重要节点。" 吴立明说。

事实上，这次疫情防控中，许多科普推送的 "节点" 都有讲究。2020 年 1 月 20 日，上海确诊首例新冠肺炎病例，面对突如其来的疫情，在公众最需要科学引导的时候，闻玉梅、汤钊猷等 12 位院士挺身而出，联名向上海市民发出倡议：科学认知新发传染病，配合排查、及时就医、做好防护。

1 月 30 日，在上海市新冠肺炎疫情防控系列新闻发布会上，闻玉梅院士说："历史上从来没有一种传染病把某一个国家的人打倒，它总是有一个过程或者恢复期。" 这句富含深意的话语流传甚广，成为疫情初期社会心理的 "稳定器"。

3 月 1 日，在上海已经 "闷" 了近 40 天后，不少人对 "未来的不确定"而产生迷惘。这时，结合"18问"的发布，心理专家从专业角度阐明了"心结"产生的原因，并开出了"心灵处方"，陪伴"宅"家已久的市民，度过疫情防控的关键期。

"50问"发布的时间也有些巧妙：一方面，上海正有序推进复工、复产、复市；而另一方面，经过长时间的"屏牢"，市民在心理上难免有些松懈。这时，再给大家提个醒："继续'宅'、闷得住、屏屏牢"。

为了把科普做到关键时间节点上，专家们动足了脑筋、花足了心思。吴立明说，"50问"是由市健康促进中心的10多名专家在3天内梳理编写出来的。为了力求科学、准确，团队咨询了国家卫生健康委员会、中国疾病预防控制中心等专业机构的权威人士，而下笔时却特别注意表达——语言简练、话语亲切。只有这样，才能让更多人"看得懂、照着做"。

牢记时、度、效，健康科普"效应倍增"

正因为充分地考虑了时、度、效，疫情期间的上海健康科普"效应倍增"。

"50问"在"上海发布"刊登后，一夜之间点击超过10万。有人把它比作"防疫版《十万个为什么》"，不少人留言："详细、周到、温馨"。

"复盘"新冠肺炎疫情1个多月来的走势不难发现，科普宣传总是紧跟形势。春节长假期间，集中提示"假期不外出，不聚会，做好居家卫生防护"；返沪高峰来临前，开展口岸和交通枢纽健康宣传，提示主动申报、加强自我管理；复工复产前，加强企业和个人防护知识宣传；疫情平缓后，针对市民的松懈情绪反复引导。

疫情期间，作为医学专家，吴立明发表了《口罩，五戴、三不戴》《重复用口罩，三要、三不要》等多篇科普文章，从市民最关心的个人防护用品入手，送上解疑释惑的"及时雨"，他也因此收获了一个昵称："口罩达人"。他还作为"公筷公勺倡议书"的发起人之一，向全社会呼吁："聚餐时请使用公筷公勺"，助力阻断病菌传播，引领健康上海新时尚。短短10多个小时内，上海发布、市卫健委官微上的倡议书阅读量就超过126万次，点赞超过1万次。

（文汇APP 作者：沈湫莎 2020-03-10）

"上海人买口罩全国第一" 就是怕死吗

近日，来自电商的一项数据引发了网友的热议：在电商平台上购买口罩的群体中，上海买家人数占据总购买人数的1/4左右，为全国第一。有些人就嘲讽：上海人怕死第一名！然而这两天，随着上海一系列防控疫情措施的发布，更多的网友表示：这样的城市让人放心。

这两天，上海老百姓收到了培训机构线下延期、新春祈福场所暂停关闭、旅游娱乐场所暂停营业、年夜饭商家应无条件退款等各种通知。同时，上海医务工作者逆行而上的照片在朋友圈刷屏。

一位网友留言：很喜欢一个城市这样的两面——一点小事就 "怕死"，如履薄冰；天大的事不怕死，舍生取义。越文明的城市越有机会有这样的双面性。

上海市民对于公共卫生事件如此重视，实际上也是来自一次次的教训：1988年甲肝、2003年 "非典"、2005年禽流感、2009年新 "甲流"、2013年H7N9禽流感，以及近年的埃博拉防控，不仅成功战胜了困难，经受住考验，而且积累了丰富经验，公共卫生体系建设获得了突飞猛进的发展。

我国是世界上突发事件发生种类多、频次高、损失最为严重的国家之一。为普及卫生应急知识和基本技能，提升公民有效防范应对各类突发事件的意识和能力，国家卫生健康委员会卫生应急办公室组织在2018年编制了 "公民卫生应急素养条目"，并在这一年的 "4·15全民国家安全教育日" 发布。

"条目" 共12条，涉及突发公共卫生事件应对、突发事件紧急医学救援、中毒及核辐射应急处置等基本知识和要求。其中第2条指出："周围出现多例症状相似的传染病或中毒患者时，应及时向当地医疗卫生机构报告。"

如同解放初期大力宣传 "饭前便后要洗手" "不喝生水" 一样，一些基本的卫生知识与技能需要一个知道、理解继而改变行为的过程。2013年，上海在全球首次发现人感染H7N9禽流感病毒后，立即启动联防联控和应急预案三级响应，并以上海公共卫生临床中心为定点救治机构，进一步加强流感预防工作，将每周报告提高到每日报告。当时，针对中小学，上海已经有网络直报系统，因疾病缺课、缺停的中小学生，将直接通过网络直报系统上报病情。这些措施得到世界卫生组织联合考察组充分肯定，在公共卫生体系建设上，上海用30多年的时间实现了从无到有、从弱到强、从优到精的飞跃。

2019年，日本有家媒体刊登过一篇文章，其中提到"如今的上海，注重公德的风气已在居民中流传开来"，作者认为，上海市民的素质正在提高，这种"国际感"和"为人着想"的意识、大众的公德心都提高了。

卫生应急性事件发生后，公众具有良好的应急素养和较高的自救、互救能力十分重要。上海人购买口罩绝对不是什么"怕死"，而是市民公共卫生素质的一种表现。只有每个人都拥有了良好的公共卫生素质，才能筑牢公共卫生安全这座"隐形墙"，这样的城市才让人放心。

（新民晚报 作者：方翔 2020-01-25）

上海多部门联手构筑"心理堤坝"，引导公众以健康心态投身抗"疫"

疫情之下，受到病毒侵袭的只是一部分人，而心理出现波动、心灵受到影响的人很可能更多。

既要用最大努力去治愈，又要用最暖方式去安慰，为身体疗伤，也要为心灵"防疫"。根据上海市委部署，自2020年2月14日市委宣传部下发《关于加强新冠肺炎疫情防控公众心理疏导的工作方案》以来，卫生健康、教育、文化体育等部门和工青妇群众团体、新闻媒体积极开展疫情防控公众心理疏导工作，联手构筑起疫情攻坚战中的"心理堤坝"，引导2400万上海市民以乐观、健康的心态积极应对，科学防范，确保这场全民战"疫"最终胜利。

不见面的"另一端"，一直有人为你守候

疫情来袭，从最初的害怕恐慌，到期望恢复正常的生产、生活，面对不断变化的疫情信息，面对未知和未来的不确定性，普通人的心理难免产

生波动。为市民心灵撑起保护伞，上海多个心理热线与平台应声而动，筑起疫情攻坚战中的"心理堤坝"。

早在 2020 年 1 月底，上海卫生部门就组建起 450 人的专业队伍，开展心理咨询热线及健康宣教，并成立 67 人的多学科专家团队，加强热线服务人员培训督导。自 2002 年 2 月 1 日以来，热线和平台累计咨询 4200 例，心理自评 45 万人次。

"我是一名确诊患者，出院后我很害怕，觉得朋友和邻居会躲着我。"一天晚上，上海市心理援助热线"12320"心理咨询师宝家怡接到了这样一个求助电话。她耐心地开解："要接纳自己，别把旁人想得太坏，请相信很多人愿意帮助你，成为照亮你天空的星星。"

疫情发生以来，"12320"这条已经运行了 15 年的心理援助热线，火速添加抗"疫"内容，24 小时不间断提供线上咨询服务。一时间，电话咨询量大幅攀升，为满足市民的咨询需求，热线迅速"扩容"为双线并行，最忙时每天接听电话近百个。

几乎与此同时，市总工会、市妇女联合会、团市委等相继开通热线与平台，为公众提供心理疏导服务。团市委"12355"热线及网络服务平台拥有一支近 800 人的志愿者队伍，其中 600 多人拥有国家二级心理咨询师资格证书。大年初一起，许多志愿者主动放弃休假坚守在岗位，迄今为止，"12355"平台累计接待咨询超过 4000 个。

非常时期，不少市民拨打热线只是希望有人倾听。结束咨询后，有人会在电话那头小心翼翼地问："明天我还能打这个电话吗？"志愿者说："当然可以，明天可能不是我，但电话这一端，一直会有人等着你。"

提炼共性"心结"，随疫情走势精准疏导

从最初的害怕恐慌，到如今期望恢复正常的生产生活，心灵守护者们及时梳理、提炼不同时期公众的共性"心结"，并据此有针对性地开展疏导。

记者获悉，在此前发布的《疫情防控市民心理疏导 18 问》受到全民点赞的基础上，"18 问"2.0 版也出炉了，3.0 版也在酝酿之中。上海市精神卫生中心副主任医师乔颖表示，3 个不同版本根据市民在战"疫"关键节点中的心理变化，以及不同阶段热线和平台接收到的共性问题提炼而成。具体说来，1.0 版聚焦疫情期间的恐慌焦虑，2.0 版聚焦眼下复工复产的大众心理调适，3.0 版则将聚焦疫情结束后的家园重建。

团市委"12355"平台副总干事侯俊伟介绍，他们也注意到了抗"疫"不同阶段青少年的心理变化，"一开始问题集中于对病毒的恐惧，后来就业、'宅'健康和亲子关系等问题的咨询比例逐步上升。"为了让心理疏导覆盖更大人群，团市委利用哔哩哔哩（B站）、抖音等平台，发布了 18 个心理疏导文化产品，累计 51 万人次观看。

疫情防控的大背景下，绝大多数市民积极响应号召、顾全大局，成为疫情防控的"居家战士"。而疫情终将过去，现阶段要做的就是正视情绪，合理调节。1 个多月来，上海宣传文化部门通过新闻媒体、网络平台等，展示上海各界战"疫"先进人物，组织"艺起前行"主题短视频征集活动，截至 2020 年 3 月 13 日，抖音平台汇聚短视频 9351 个，播放量 9.8 亿。"上海书展·阅读的力量"2020 特别网聚活动，邀请心理专家就市民关切直播解答，收看人次超千万。

用绣花针式心理关怀满足不同人群需求

当前，市民心理已度过了最初的恐慌期，逐渐转移到了恢复重建期，更多关注复工、复产、复市后的防护措施。上海通过高频率的信息发布、高质量的科普宣传、高水平的专业力量、高品质的文体娱乐，有效疏导了公众情绪、调节了社会心理。

然而，面对在线教学、升学就业、复工复产、社区管控等新情况，不同群体心理特征分化。本市各部门各展所长，关注不同群体的个性化需求，以绣花针式的精细，满足不同人群的"安心"需求。

上海学生心理健康教育发展中心副主任沈之菲告诉记者，随着线上授课的开展，与网课学习不适应以及由此引起的亲子冲突的心理咨询量有所上升。对此，本市教育部门发挥"1+2+8+16+X"心理工作网络优势，从市、区、家、校、社区全方位入手，针对学生心理问题，发布《居家学习心理支持工作建议》，推出心理援助微课，并针对家长情绪焦虑，推出《与孩子一起成长》电视公开课。全市中小学发挥班主任、辅导员作用，为重点学生提供"一案一策"心理援助，积极引导学生心理健康。沈之菲透露，网课推出半个月来，相关心理咨询数量已有回落，学生和家长逐步适应了这一新鲜教学方式。

"心理求助的背后，有时还伴随着工作和生活的实际困难。"宝山区职工服务中心主任刘兰凤告诉记者，随着复工复产的有序推进，他们通过心理援助热线发现，不少咨询者的心理焦虑转变为对求职就业、工作稳定性等的现实担忧，"我们在提供电话咨询、推送心理健康小微课程的同时，还联动法律援助、职工权益保障等各方资源，为咨询者解决生活、工作中的实际困难"。

许多一线工作人员坚守岗位，工作强度和心理压力大，上海公安部门组织心理专职教官建立"战时心理健康服务队"，赴公路检查站、机场、轨交、集中观察点等重点岗位，对民警辅警开展放松训练、心理辅导，服务超 2000 人次；市总工会开设"12351"疫情防控援助专线，各级工会在园区、楼宇、商圈搭建"员工关爱心理疏导"通道，将心理援助送进企业；不少社区开设网上心理咨询室，组建志愿者服务团队，为基层社区工作人员开展心理战"疫"活动。

民心安，则一城安。全方位、心贴心的心灵守护，终将让我们穿越疫情的阴霾，迎来明媚的阳光。

（文汇报　作者：许琦敏、沈湫莎　2020-03-17）

公筷公勺应成健康上海新时尚

"添加亲情，减少传染，幸福乘倍，祛除病菌！"昨天，上海市精神文明建设委员会办公室推出的一组 4 张倡导使用公筷公勺的创意海报在朋友圈刷屏。上海市健康促进委员会、上海市精神文明建设委员会办公室、上海市卫生健康委员会、上海市健康促进中心也向市民发出倡议，让每一张餐桌上的公筷公勺成为健康上海的新时尚！倡议书指出，就餐时，请一定不要忘记为每一道菜加公筷或公勺。无论是在饭店还是家中用餐，都请使用公筷公勺。用餐人流较大的饭店，更应主动提供公筷公勺，倡导文明健康用餐。

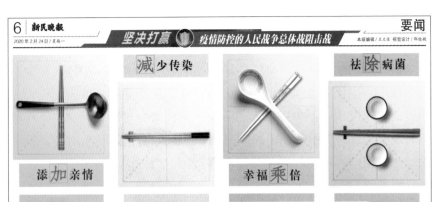

6 新民晚报 2020年2月24日/星期一 要闻
坚决打赢 疫情防控的人民战争总体战阻击战
本版编辑/王文佳 视觉设计/邵晓艳

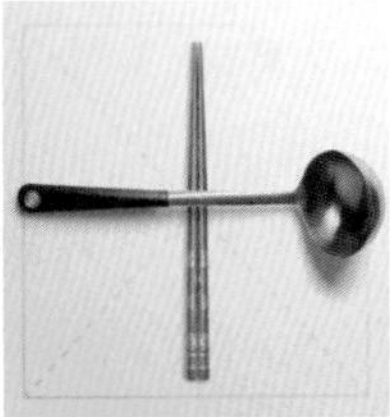

添加亲情

减少传染

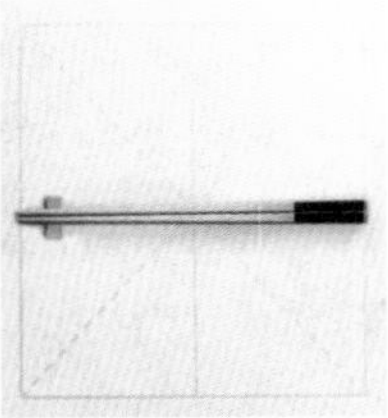

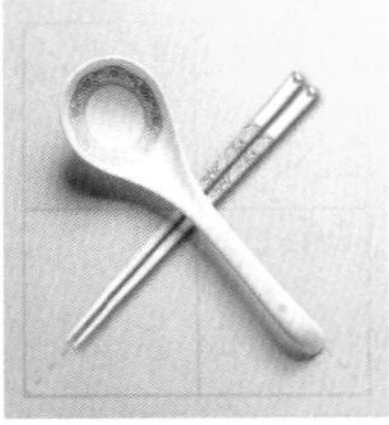

幸福乘倍

祛除病菌

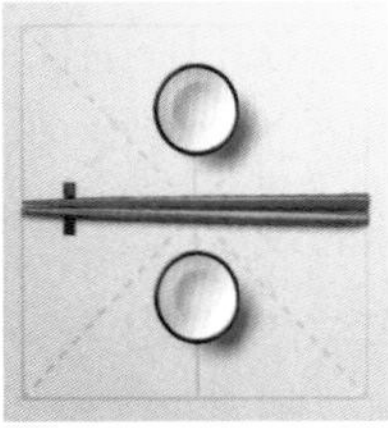

本报微信调查 超92%网友赞成公筷制

公筷公勺应成健康上海新时尚

本报记者 屠瑜 江跃中

“添加亲情、减少传染、幸福乘倍、祛除病菌！”昨天，上海市文明办推出的一组四张倡导使用公筷公勺的创意海报在朋友圈刷屏（见上图）。上海市健康促进委员会、上海市精神文明建设委员会办公室、上海市卫生健康委员会、上海市健康促进中心也向市民发出倡议，让每一张餐桌上的公筷公勺成为健康上海的新时尚！倡议书指出，就餐时，请一定不要忘记为每一道菜加公筷或公勺。无论是在饭店还是在家用餐，都请使用公筷公勺。用餐人流较大的饭店，更应主动提供公筷公勺，倡导文明健康用餐。

嫌麻烦不理解 推广尚有难度

吃饭用公筷，您的意见是？（单选）

赞成（已选） 4513票 92%

不太喜欢，太麻烦 238票 4%

无所谓 107票 2%

倡议提出后，绝大多数网友都拍手叫好。在新民晚报官方微信近日推出的关于吃饭使用公筷的微调查（见左图）也显示，92%以上的网友都赞成，4%的网友表示不太喜欢，嫌麻烦，只有2%的网友无所谓。“我家早已经实行了，刚开始有点不习惯，时间长了就习惯了！”网友“shijianping”说。

但在现实生活中，要推广公筷还是遇到了困难，“老人不理解”“年轻人碍于情面不好意思提”是网友反映比较多的问题。网友“Xιαο”提出：“怎么说服家里老人？有时吃火锅要求公筷都得吵起来，头痛。”网友“璋”说：“太赞成了！以前家人朋友聚餐我提出用公筷，都被当成异类，响应者寥寥，最后只有我一个人多要一双筷子实行‘公筷’，其实这是现代社会公共卫生的基本要求和对自己他人负责的基本态度，应该广为推崇。”网友“Reason”称，平时工作应酬吃饭，大家都不用公筷，自己用公筷，反而常被同事们以异样的眼光看待。

一些网友更赞同分食制，网友“陆璟”说，公筷太麻烦，而且经常容易搞错，拿公筷搛菜，一不小心就搛到自己嘴里了，所以还是应当提倡分餐制。网友“大别山”担心，公筷就卫生吗？手在公筷上拿一下，病毒留在筷子的上半部位，下一个人又再拿同一双筷子，病毒更容易传染给下一个人。他建议，要说卫生不如分盘可靠，各人吃各人盘中的菜。

更安全更健康 避免交叉感染

上海市疾控中心危害监控所食品安全科主任刘宏今日接受本报记者采访时表示，公筷公勺最大的好处是能减少交叉污染、减少病从口入。针对网友提出的公筷的上半部分可能存在交叉污染的问题，他说，一般人们不会用筷子的上半部分夹菜，至于这部分手接触的交叉污染，是需要饭前、便后甚至饭后洗手来避免的。

刘宏认为，分餐制一定是比公筷公勺更好，分餐制不仅避免了用餐的交叉污染，还能避免人与人接触的相互污染。他建议，在家也需要用公筷公勺，在家用餐同样存在交叉污染的情况。

上海筷箸文化促进会会长徐华龙告诉记者，他们这家民间组织致力于箸文化研究和传播，积极推动将“箸文化”纳入中国非物质文化遗产保护之列，同时也一直倡导使用公筷，全力支持使用公筷的做法和设立公筷节的倡议，“使用公筷是安全、健康、卫生的用餐方式，也是文明礼仪的体现，可以为公众健康保驾护航。”

好习惯要坚持 餐饮责无旁贷

上海这样一个文明城市，餐饮业使用公筷公勺的具体情况如何？上海餐饮协会秘书长沈一峰告诉记者，使用公筷公勺已经提倡了很多年，主要针对团餐性的正餐企业。老字号品牌企业、规模型的连锁企业等把它作为规范服务的必备内容一直在这么做，执行得也不错。虽然有顾客会嫌麻烦，但是包房都是配备好的，自己观察下来，多数客人还是在使用。沈一峰认为，上海消费者这方面的意识也在不断提高，应该坚持下来。在疫情防控的当下，再次重申很有必要。

他同时表示，目前餐饮业还没有完全恢复，只是提倡餐饮业要复工复业，外卖送上门服务也是复工的内容，现在还不提倡大家到包房聚餐，疫情拐点还未到，大家不要太乐观。

沪上一知名餐饮界人士顾先生承认，分筷制是件好事，但坦言自己很难坚持，有好几次刚开始是分筷的，但吃着吃着就把公筷拿到自己这边吃了。他认为，分筷制一般会在高档中餐中使用，但是吃饭要和人家一起吃，如果你用，人家不用，就没法用。这和文化和习惯有关，所以分筷制在中国操作起来比较难。

他告诉本报记者，之前饭店很少顾客提出要分筷，因为这次疫情，饭店3月1日开业后，会为顾客提供公筷。

应反思需强制 法规亟待完善

“国人习惯了用自己的筷子与他人同吃一个碗里的菜肴，这种共餐制极易通过唾沫传播病菌和病毒。”上海市政协委员、上海大学教授吴悦近日向市政协提交社情民意，呼吁使用公筷并设立公筷节，并建议有关部门迅速制定餐饮业使用公筷的法律法规。

“如吃四川火锅，很多双筷子在一个火锅里捞来捞去，等于把含有自己口水的筷子在汤里反复洗了好几遍，这样的唾沫‘共享’，很可能传染各种疾病。”

在吴悦看来，今年新冠病毒的大暴发，造成民族陷入空前的大灾难，国家蒙受了巨大损失，加强人们使用公筷的意识，避免病毒快速、广泛的传播，需要引起所有人的高度重视。

“对这次新冠病毒的大暴发，我们应该深刻反思。”吴悦委员在社情民意中呼吁全体国人使用公筷，建议所有的餐饮场所必须强制实行公筷制（涵盖公勺的使用），无论是国营、私营、饮食店，还是个体摊贩。违反者必须按相关法律法规严肃处理。

吴悦认为，公筷必须有统一的形制（包括长度、粗细、重量）、材质和颜色，以区别于普通的筷子；在上海市设立公筷节，取得经验后再逐步向全国推广。“在餐饮业使用公筷的基础上，逐步积累经验，推广家庭公筷制。”

“

公筷公勺最大的好处是能减少交叉污染、减少病从口入。

——上海市疾控中心危害监控所食品安全科主任刘宏

使用公筷是安全、健康、卫生的用餐方式，也是文明礼仪的体现。

——上海筷箸文化促进会会长徐华龙

老字号品牌企业、规模型的连锁企业等把它作为规范服务的必备内容一直在这么做，执行得也不错。

——上海餐饮协会秘书长沈一峰

建议所有的餐饮场所必须强制实行公筷制（涵盖公勺的使用），无论国营、私营、饮食店、个体摊贩。

——上海市政协委员吴悦

”

记者手记 从现在做起

防疫无小事。这次新冠肺炎疫情公共卫生事件，让多年前就已经提倡的公筷公勺又重回我们的视线。虽然上海一些大的品牌餐企一直在提供这项服务，但重视程度从未如今天这般。

大家应该有所体会，亲戚朋友一起吃饭，习惯于互相搛菜，推杯换盏。如果这时有人提出要公筷公勺，很有可能会被投以异样的目光。观念使然，却隐藏着很大的健康风险。

习惯长期养成。社会普遍文明习惯的形成，得通过耐心的教化宣传，有时候需要特殊的社会契机。现在正是我们纠正陋习、提倡公筷用餐、改变不良用餐方式的时候。

健康一小步，文明一大步。从我做起，从现在做起，但愿使用公筷公勺成为上海的新风尚，能够像垃圾分类一样，早日蔚然成风。

（来源：新民晚报）

嫌麻烦不理解 推广尚有难度

倡议提出后，绝大多数网友都拍手叫好。在新民晚报官方微信近日推出的关于吃饭使用公筷的微调查也显示，92% 以上的网友都赞成，4% 的网友表示不太喜欢，嫌麻烦，只有 2% 的网友无所谓。"我家早已经实行了，刚开始有点不习惯，时间长了就习惯了！"网友如是说。

但在现实生活中，要推广公筷还是遇到了困难。"老人不理解""年轻人碍于情面不好意思提"是网友反映比较多的问题。有网友提出："怎么说服家里老人？有时吃火锅要求公筷都得吵起来，头痛。"也有网友说："太赞成了！以前家人朋友聚餐我提出用公筷，都被当成异类，响应者寥寥，最后只有我一个人多要一双筷子实行'公筷'，其实这是现代社会公共卫生的基本要求和对自己、他人负责的基本态度，应该广为推崇。"还有网友称，平时工作应酬吃饭，大家都不用公筷，自己用公筷，反而常被同事们以异样的眼光看待。

一些网友更赞同分食制，如公筷太麻烦，而且经常容易搞错，拿公筷撩菜，一不小心就撩到自己嘴里了，所以还是应当提倡分餐制。另有部分网友担心，公筷就卫生吗？手在公筷上拿一下，病毒留在筷子的上半部位，下一个人又再拿同一双筷子，病毒更容易传染给下一个人。他建议，要说卫生不如分盘可靠，各人吃各人盘中的菜。

更安全更健康 避免交叉感染

上海市疾病预防控制中心危害监控所食品安全科主任刘弘在接受记者采访时表示，公筷公勺最大的好处是能减少交叉污染、减少病从口入。针对网友提出的公筷的上半部分可能存在交叉污染的问题，他说，一般人们不会用筷子的上半部分夹菜，至于这部分手接触的交叉污染，是需要饭前、便后，甚至饭后洗手来避免的。

刘弘认为，分餐制一定是比公筷公勺更好，分餐制不仅避免了用餐的交叉污染，还能避免人与人接触的相互污染。他建议，在家也需要用公筷公勺，在家用餐同样存在交叉污染的情况。

上海筷箸文化促进会会长徐华龙告诉记者，他们这家民间组织致力于箸文化研究和传播，积极推动将"箸文化"纳入中国非物质文化遗产保护之列，同时也一直倡导使用公筷，全力支持使用公筷的做法和设立公筷节的倡议，"使用公筷是安全、健康、卫生的用餐方式，也是文明礼仪的体现，可以为公众健康保驾护航。"

好习惯要坚持 餐饮责无旁贷

上海这样一个文明城市，餐饮业使用公筷公勺的具体情况如何？上海餐饮协会秘书长沈一峰告诉记者，使用公筷公勺已经提倡了很多年，主要针对团聚性的正餐企业。老字号品牌企业、规模型的连锁企业等把它作为规范服务的必备内容一直在这么做，执行得也不错。虽然有顾客会嫌麻烦，但是包房都是配备好的，自己观察下来，多数客人还是在使用。沈一峰认为，上海消费者这方面的意识也在不断提高，应该坚持下来。在疫情防控的当下，再次重申很有必要。他同时表示，目前餐饮业还没有完全恢复，只是提倡餐饮业要复工复业，"外卖"送上门服务也是复工的内容，现在还不提倡大家到包房聚餐，疫情拐点还未到，大家不要太乐观。

沪上一知名餐饮界人士顾先生承认，分筷制是件好事，但坦言自己很难坚持，有好几次刚开始是分筷的，但吃着吃着就把公筷拿到自己这边吃了。他认为，分筷制一般会在高档中餐中使用，但是吃饭要和人家一起吃，如果你用，人家不用，就没法用。这和文化和习惯有关，所以分筷制在中国操作起来比较难。他告诉记者，之前饭店很少顾客提出要分筷，因为这次疫情，饭店开业后会为顾客提供公筷。

应反思需强制 法规亟待完善

"国人习惯了用自己的筷子与他人同吃一个碗里的菜肴，这种共餐制极易通过唾沫传播病菌和病毒。"上海市政协委员、上海大学教授吴悦近日向市政协提交社情民意，呼吁使用公筷并设立"公筷节"，建议有关部门迅速制定餐饮业使用公筷的法律法规。

"如吃四川火锅，很多双筷子在一个火锅里捞来捞去，等于把含有自己口水的筷子在汤里反复洗了好几遍，这样的唾沫'共享'，很可能传染各种疾病。"

在吴悦看来，今年新冠病毒的大暴发，造成民族陷入空前的大灾难，国家蒙受了巨大损失。加强人们使用公筷的意识，避免病毒快速、广泛的传播，需要引起所有人的高度重视。

"对这次新冠病毒的大暴发，我们应该深刻反思。"吴悦委员在社情民意中呼吁全体国人使用公筷，建议所有的餐饮场所必须强制实行公筷制（涵盖公勺的使用），无论是国营、私营、饮食店，还是个体摊贩，违反者必须按相关法律法规严肃处理。

吴悦认为，公筷必须有统一的形制（包括长度、粗细、重量）、材质和颜色，以区别于普通的筷子；在上海市设立"公筷节"，取得经验后再逐步向全国推广。"在餐饮业使用公筷的基础上，逐步积累经验，推广家庭公筷制。"

记者手记：从现在做起

防疫无小事。这次新冠肺炎疫情公共卫生事件，让多年前就已经提倡的公筷公勺又重回我们的视线，虽然上海一些大的品牌餐企一直在提供这项服务，但重视程度从未如今天这般。

大家应该有所体会，亲戚朋友一起吃饭，习惯于互相搛菜、推杯换盏，如果这时有人提出要公筷公勺，很有可能会被投以异样的目光。观念使然，却隐藏着很大的健康风险。

习惯长期养成。社会普遍文明习惯的形成，得通过耐心的教化宣传，有时候需要特殊的社会契机。现在正是我们纠正陋习、提倡公筷用餐、改变不良用餐方式的时候。

健康一小步，文明一大步。从我做起，从现在做起，但愿使用公筷公勺成为上海的新风尚，能够像垃圾分类一样，早日蔚然成风。

（新民晚报 作者：屠瑜、江跃中 2020-02-24）

让公筷公勺成文明标配

经过2个多月的战"疫"，申城的生活逐渐恢复正常。上班族步履匆匆，地铁又变得拥挤起来，"网红"小店也热闹起来。经过此次疫情的考验，无论是我们的城市，还是每个家庭、每个人，有许多东西都在悄悄地改变，用餐习惯就是其中之一。

中餐被公认是世界上最美味的餐饮之一，而合餐也是中餐的一大特点。全家人一起，同吃几样小菜，其乐融融；亲友聚会、相互宴请，也总要一道道菜摆满圆桌，宾主依次取用，才是待客之道；更不用说火锅、冒菜，只有所有的筷子伸进一个锅的时候，才有气氛和感觉，才会"嗨"翻天！

不过，来势凶猛的新冠疫情给所有人上了一堂刻骨铭心的健康教育课，不少有识之士大声疾呼：推广公筷公勺正当时，分餐、自助餐更健康。其实，分餐制并不是舶来文化，在中国古代，就是采用分餐制的。无论是《史记》中的记载，还是《韩熙载夜宴图》中的场景，都是一人或两三人一桌，每人面前几盏食器，宾主均独享食物。到了商业繁荣的宋朝，才出现了合餐风俗。

当下，要让分餐制取代合餐制，可能还不现实。不过，公筷公勺可以成为文明标配。2020 年 2 月，上海市四部门联合发布《关于使用公筷公勺的倡议书》，首批 100 家餐厅对外承诺将根据用餐人数而配备公筷公勺，并尽可能做到提供一菜一公筷（公勺）。倡议发出后，广大市民纷纷点赞，认为这是利己、利人、利社会的大好事。从不少饭店实施情况看来，效果不错。

让公筷公勺成为文明标配，更要进入家庭。为了让人们更方便使用公筷公勺，在技术层面也应进行一些创新。上海市健康促进中心主任吴立明建议，对公筷公勺的尺寸、外形要稍加改变，以不同于普通餐具，如筷子可以略长一点；能否脑洞大开，借鉴西式色拉勺，设计出一种"公叉勺"……

用餐礼仪也是一个人文明程度的体现。这里，上海人还有不少值得提升的地方。比如，进餐厅，能否等待领位、依次进入？用餐时，能否避免大声喧哗、影响他人？吃自助餐，能否适量取餐，不浪费，不扎堆？

让文明用餐礼仪深入人心，现在是一个最好的契机。

（新民晚报 作者：邵宁 2020-03-25）

让防疫经验成为健康生活"启示录"

防控新冠肺炎疫情是一场人民战争，面对来势汹汹的新冠病毒，上海市民健康意识高涨，纷纷拿起自我防护的武器："戴口罩、勤洗手、多通风、不扎堆"成为人们防疫的"四大法宝"，公筷公勺也成为"健康新食尚、餐饮风向标"。

上海防控新冠肺炎疫情，已取得重要阶段性成效，市民"宅"在家里，"闷死"病毒，是对防疫的重要贡献。疫情面前，没有人置身事外，每一个市民都自觉参与、主动配合！当前，在确保防控意识"不降级"的前提下，市民逐渐恢复正常的工作生活，复工、复产、复市的步伐加快了，公园里、绿地中的人流增多了，春天的气息更浓郁了！

全社会都为防控新冠肺炎付出了代价，怎样不白交学费？怎样吸取疫情的教训？怎样让防疫的经验成为健康生活"启示录"？这需要我们集体反思、深刻警醒！我们要巩固防疫成果，继承来之不易的宝贵经验，把"防疫法宝"转化为上海 2400 万市民健康生活的行为习惯和人生自觉！笔者有五点建议。

首先，要制定市民卫生健康公约。中华人民共和国成立以来，我们曾轰轰烈烈开展过的"爱国卫生运动""五讲、四美、三热爱"，对预防疾病传播和民众文明健康行为养成起到了重要作用，世界卫生组织也高度评价了具有中国特色的"爱国卫生运动"。近年来，一些市民在卫生文明建设方面有所松懈，存在不少卫生健康陋习，有人把"抽游烟、随地吐痰、不清理狗屎"等称为新的卫生健康公害，这些行为不仅危害健康，也影响城市形象。如何摒弃陋习，培养文明、卫生、健康的行为方式和生活习惯，延续疫情防控效应，构建"健康上海行动"的最大社会公约数？本市有关部门已借鉴"爱国卫生运动"和"健康城市建设"重在发动群众的优良传统，着手编制"市民卫生健康公约"并将充分听取社会意见，让在疫情期间形成的做法固化为上海市民健康生活的好习惯，转变为城市精细化管理的新抓手。

要加强健康通识教育。生命教育是每一个人都要认真上的一堂课，要把生命健康作为健康通识教育，提升全民族的文明健康素养。全民健康首先要从娃娃抓起，要把生命健康教育纳入幼儿园、中小学教育内容，在人生的成长阶段就养成良好的健康习惯，会让人一辈子受益。开展全民教育还要注重在职人员的教育和培训，并建立健全单位卫生管理制度，加强对员工的健康管理，这也是疫情防控期间许多单位复工复产的经验。开展全民教育，还要让健康理念和健康政策进党校、进干部培训课程，健康要惠及万众，首先要融入万策，成为领导干部决策施政的前提和依据。

要推出健康预警提示栏目。许多市民都养成了每天收听、收看天气预报的习惯，实际上传染病的发生和流行也有其季节特点和规律，绝大多数可以预报，我们要在电视、网络等媒体上推出公共卫生预警和健康提示的专门节目，定期分析国内外疫情的走势，发出健康提醒，把预防措施做在前面，防患于未然。

要纳入地方立法进程。依法防控是此次上海疫情防控的一大特点，我们要让法制成为健康文明生活习惯的推进器。近期，可在《上海市传染病防治管理办法》修订时增加预防传染病的健康行为和生活方式内容。从长远角度讲，借鉴日本、新加坡等民众健康素养和文明程度较高的国家经验，建立完善相关的健康行为法规，也很有必要。

要依托大数据加强信息化管理。疫情防控期间，"健康云""随申办"充分发挥一体化大数据平台优势，加强数据信息共享，为打赢疫情防控阻击战提供了数字化支撑。目前，流动人口公共卫生管理是城市管理的"短板"，利用大数据分析人员流动情况，对疫情防控具有重要价值。探索建立以大数据应用为支撑的流动人口健康管理服务，有利于促进基本公共服务均等化，有效提高流动人口健康服务保障水平。

历史上的每一次瘟疫，都会促使人类提升文明健康素质。让我们从现在做起，从我做起，积极行动起来，为全面打赢防控疫情阻击战，为全方位建设国际化大都市夯实健康之基！

（文汇报 作者：王彤 2020-03-25）

把健康教育纳入国民教育，
是为一代新人打"疫苗"

到 2025 年，上海要成为全球公共卫生最安全城市之一。最新出炉的上海"公共卫生建设 20 条"，对生活在这座城市的每一位市民来说都是一项利好。事在人为，要把好事办好，每个人都不能置身事外。上海此次明确提出，要把健康教育纳入国民教育和精神文明建设体系，推动全民健康科普行动。可以说，这不仅是这座超大城市为应对未来新发突发传染病，立足长远的未雨绸缪之举，也是一次补"短板"的现实考量，具有很强的针对性。

我们正在经历的这场战"疫"，每个人都是参战者，每个人的战斗力决定了城市战"疫"的合力。很多人在抗"疫"过程中，自觉养成了良好的卫生习惯，比如戴口罩、勤洗手、使用公勺公筷等。这些防疫举措，已经逐渐变成大家接受的生活方式。

可以说，在这个特殊时期，我们无形中上了一堂堂防疫公开课，接受着一次次健康教育。双手要怎么洗才算真干净、口罩正确的戴法是什么、在公共场合如何与他人保持安全的社交距离……从大学教授到广场舞大妈、快递小哥等，面对一些"防疫 ABC"，几乎是"站在同一条起跑线上"，从头开始学习。

我们在战"疫"中学到的防护新技能、健康科普知识等，都可视作一次集体"补课"。为什么需要"补"？不能否认，一些本该在学校教育阶段就要学习的卫生常识，在既有的教育体系中是不足的，甚至留有空白点。还可能因为，很多书本上传授的知识大多时候停留于泛泛而谈，没有"落地"转化为个人的实战防疫技能，理论与实践是脱节的。

循着这一现象思考，我们就能洞察将健康教育纳入国民教育的重要性。纳入国民教育，既拓展了健康教育的覆盖面，也凸显了其刚性：不是可学可不学，而是人人要学，必须要掌握基本的健康卫生知识和技能。

这次疫情防控中暴露出的一些问题或"短板"，该补的就应及时补。从目前的趋势来看，卓有成效的教育都遵循一个规律：形式和内容并重。

这意味着，在大力把健康教育纳入国民教育的进程中，要有"把'短板'变'长板'"的考量，既要让一流的科学家、医务人员、教师等充当健康科普主力军，打好"专业牌"；同时，也要依托"互联网+"等新形式，遵循传播规律，在健康科普的推进过程中打好"创新牌"。

通过顶层设计，把健康教育纳入中小学的教学内容，从娃娃抓起——这样的国民教育，其实就是在为一代新人打"疫苗"。或许，在面对未来病毒的"突袭"时，他们会有更强大的"免疫力"和"战斗力"，内心也会少一些恐慌和焦虑。

（"学习强国"APP 作者：樊丽萍 2020-04-19）

第四章

战"疫"科普作品

上海战"疫",与医疗救治、疾病预防"同频共振"的,是健康科普!一大批优秀的公共卫生、临床医学、基础医学专家积极开展健康科普,全行业动员、全社会覆盖、全人群关注、全过程推进、全媒体传播,解疑释惑、安定人心、稳定情绪,为全社会构筑群防群控的疫情"防火墙"。

上海加强可疑病例筛查，积极防控新冠肺炎

上海高度重视新冠肺炎的防控工作，在国家卫生健康委员会公布武汉不明原因肺炎疫情后，按照上海市委、市政府要求，本市卫生健康部门迅速响应，成立专项工作组和专家组，及时制定各项应急措施和工作方案。目前全市各类医疗机构已全面加强预检分诊和发热门诊的力量配置，规范开展对可疑病例的监测、筛查、诊断、治疗和处置工作，保障市民健康和城市公共卫生安全。

冬春季呼吸道传染病高发，居家和公共场所要保持室内空气流通。市民要勤洗手，注意个人卫生。如有发热、呼吸道感染症状，要及时到医疗机构就诊。

（"健康上海 12320"微博　2020-01-19）

呼吸道传染病高发，节前提醒教你远离它

春运高峰到来，很多人已经开启"回家模式"，或者正筹备利用春节假期外出旅游。在人群活动频繁的情况下，感染呼吸道传染病的风险也有所提升。

新年伊始，新型冠状病毒成了大家关注的热点。其实，冬春季本身就是呼吸道传染病的高发季节，根据上海市疾病预防控制中心对本市呼吸道传染病的监测结果，我市已进入流感、猩红热等呼吸道传染病的发病高峰季，但总体发病水平处于历年一般水平。为了您的健康，在此提醒大家：了解呼吸道传染病，做好个人防护。

什么是呼吸道传染病

呼吸道传染病指病原体（病毒、细菌、支原体和衣原体等）通过呼吸道侵入而引起的有传染性的疾病。常见的冬春季呼吸道传染病包括流行性感冒，由呼吸道合胞病毒、腺病毒等引起的普通感冒，猩红热等。临床表现为发热、咳嗽或咽痛等。部分疾病存在比较明显的特征性病变，如流脑

的皮肤瘀点、瘀斑，猩红热患者的"草莓舌"等。许多呼吸道疾病症状较轻，可自行康复；部分疾病症状较重，可导致肺炎、急性呼吸窘迫综合征等。某些特殊人群，如老年人、免疫力低下和有基础性疾病者，病情往往更容易加重。

呼吸道传染病如何传播

呼吸道传染病可通过咳嗽、打喷嚏等喷出的带有病原体的飞沫或飞沫核进行传播。部分呼吸道传染病也可以通过接触被病原体污染的物品而感染。不同病原体在特定环境中的传播能力不同，部分病原体（如流感病毒）可以引起流行，部分病原体（如 H7N9 甲型流感病毒）只是有限的人传人，不具备持续的社区传播能力。病原体的传播受多种因素影响，如人群、环境、病原体的变异等。季节、天气等自然因素，室内活动增加和通风不畅等人为因素均增加了呼吸道传染病的发生概率。

如何预防呼吸道传染病

（1）减少病原体接触。在呼吸道传染病高发季节，易感人群应尽量避免去人群密集的公共场所，减少与患病人群的接触。如需前往公共场所，可佩戴口罩。当某种传染病暴发时，不去其高发地区。避免近距离接触野生动物或活牲畜。家中如果出现呼吸道感染者，应尽量减少与其接触的频次和时间，照顾患者时要戴口罩。注意保持居家环境清洁，经常开窗通风。个人要注意勤洗手，咳嗽或打喷嚏后要洗手，尽量避免用手触摸眼、口、鼻。

（2）提高个人抵抗力。接种流感、流脑、麻疹、水痘等疫苗。对于目前还没有疫苗可预防的呼吸道传染病，预防重点是保持个人卫生和环境卫生，并保证充足的睡眠、全面的营养和适量的体育锻炼。

如何阻断呼吸道传染病传播

个人患有呼吸道传染病或出现呼吸道感染症状时，应注意：居家休息、少外出，以免传染他人；去公共场所时需佩戴口罩；如症状较重，应尽早就诊、及时治疗；咳嗽或打喷嚏时，用衣袖内侧、纸巾或毛巾等遮住口鼻；不随地吐痰；被污染的物品，应及时消毒。

（"上海疾控"微信公众号　2020-01-19）

如何挑选、佩戴口罩

公众应该如何进行自身的有效防控？专家指出，勤洗手、戴口罩、增强免疫力是关键。而如何正确佩戴口罩，也有许多讲究。

上海市疾病预防控制中心专家江宁介绍，口罩主要分为以下四类。

①

织物口罩：人们平时使用较多，正常人戴上它在公共场所不能降低呼吸道传染病的感染风险。但生病的人员佩戴织物口罩，可减小病毒向周围环境扩散的概率。

②

医用口罩：是一种软性可折叠口罩，具备一定的病原体滤过功能，但其防水性及颗粒过滤效能低，当近距离接触患者，尤其是具有咳嗽、咯痰、打喷嚏等症状的患者时，保护效能将大打折扣。

③

医用外科口罩：这种口罩也是软性可折叠口罩，三层立体网状设计的防护效能相对较高，使用它可对多数呼吸道传染病进行日常防护。需要提醒的是，因为与医用口罩造型相似，大众较难根据外形区分医用外科口罩与医用口罩。有一个分辨诀窍：医用外科口罩是遵循医药行业标准《医用外科口罩》（YY0469－2011）生产的，在使用说明中会有提及，也可向药店详细问询。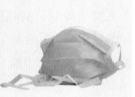

④

N95型口罩："N95"是一种产品标准，即符合该标准的口罩对规定大小的非油性悬浮微粒的过滤效率≥95%，可有效阻挡粉尘、某些可吸入微生物等。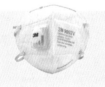

江宁表示，如果怀疑自己得了呼吸道传染病，外出时最好戴上织物、医用或医用外科口罩，当然生病期间最好少去公共场所。如果经常去公共场所或陪同患者去医院，想减少呼吸道传染病感染的风险，那就戴上医用口罩或医用外科口罩。

除了选对口罩，要让口罩起到应有的防护作用，还有以下三点需要注意。第一，每次用织物口罩后应清洗，其他口罩为一次性使用，最好不要重复佩戴。第二，正确佩戴口罩。医用外科口罩佩戴口诀：鼻夹在上夹得牢，有色在外滤水忙，轻抚贴合密合紧，颗粒病原一起防。第三，每次佩戴口罩前或摘除口罩后，应及时将双手洗干净。

一次性医用口罩的佩戴及脱卸方法相对复杂，必须遵循一定的操作流程，否则不但起不到保护作用，还可能引起二次污染（具体正确佩戴方式详见视频）。

目前，许多口罩已脱销。对此，专家表示，普通无纺布口罩也能阻止病毒通过飞沫传播，大家无须过度担心。"但是，一副口罩的使用寿命有限。"江宁表示，根据国家医疗机构医院感染管理规则，口罩开包后应在 24 小时内用完，连续使用 4 小时后须更换。当口罩因呼出的热气变得潮湿，就说明该换口罩了，因为湿口罩不能隔绝病毒。对于普通的口罩，上海市东方医院医务部医生也给出了佩戴建议。

（上观新闻　作者：黄杨子
2020-01-21）

为方便包装，新买的口罩常有折叠，初始状态不是很平整，佩戴前应先稍微用力将口罩拉展。

双手拉平口罩，对准面部方向，口罩上沿离眼睛1厘米为最佳位置。

左手将口罩轻轻按压在鼻梁处，此时应保证鼻梁处于口罩的中心位置。用右手将口罩带子挂向耳朵后方根部（注意要挂在耳根处，否则很容易脱落）。

用双手固定口罩边缘，使其紧紧贴住面部。许多口罩有一条可弯曲固定的金属条（鼻夹）。戴口罩时，让鼻夹弯曲贴合在鼻梁上，这样就能保证口罩密闭性良好。

保证口罩完全罩住口鼻。调整口罩位置，正确覆盖范围是眼睛下方1厘米至下巴。

扫描二维码，观看"口罩佩戴法"

新型冠状病毒防护——正确洗手

根据世界卫生组织推荐的新型冠状病毒防护建议，我们应通过正确洗手保护自己和他人远离疾患。

什么是"洗手"

"洗手"是指使用洗手液或肥皂，以及流动水清洁双手。当手部有肉眼可见的污染时，应用洗手液或肥皂及流动水洗手。当手部没有肉眼可见的污染且不方便洗手时，可以使用免洗手消毒剂（含酒精成分的免洗洗手液）进行手部清洁。

掌握洗手的时机

知道了洗手的含义后，我们还要掌握洗手的时机，做到及时洗手。针对新型冠状病毒防护，日常生活中正确洗手的时机简单而言就是除了"饭前便后"，在触摸"易感"部位之前、接触污染物品之后也要及时洗手。具体包括以下几种情况：咳嗽或打喷嚏后，护理患者后，准备食物前、中、后，用餐前，上厕所后，手脏时，接触动物或处理动物粪便后等。

此外，发生以下情况也别忘了洗手：从人流密集的公共场所归来，与陌生人肢体接触后，接触过电梯扶手、按钮、公用电话等公共物品后，户外运动、玩耍后，超市或商场购物后，接触钱币后，佩戴隐形眼镜前，吃药、给伤口涂抹药物之前，抱孩子、喂孩子前，处理婴儿粪便后。

学会正确的洗手方法

用正确的方法洗手才能有效预防疾病。在日常生活中，可以按以下步骤正确洗手：①在流动水下，将双手充分淋湿；②取适量洗手液或肥皂，均匀涂抹至整个手掌、手背、手指和指缝；③双手掌心搓摩；④右掌心覆盖左手背，十指交叉，反之亦然；⑤双手掌心相对，十指交叉；⑥指背叠于另一手掌心，十指相扣；⑦右手握左手大拇指，旋转搓摩，反之亦然；⑧右手五指并拢于左掌心，正反方向旋转搓摩，反之亦然；⑨用水清洗双手。最后，用纸巾或干净的毛巾擦干双手。垫着纸巾或干净的毛巾关闭水龙头，或捧清水将水龙头冲洗干净后，再关闭水龙头。

　　还有一些注意事项要提醒大家。首先，如果使用肥皂，肥皂应保持清洁、干燥。最好使用一次性包装的洗手液，如使用替换装，每次分装前要将容器清洁消毒；当皂液浑浊或变色时，应更换。其次，洗手后，不要在衣服上"蹭"干双手，应提前准备好干手纸、干手毛巾等。第三，如果使用含酒精成分的免洗洗手液，请留意产品说明中的有效期，一般开瓶后的有效期不超过 30 天。

如何正确洗手

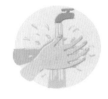

① 在流动水下，将双手充分淋湿。

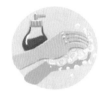

② 取适量洗手液或肥皂，均匀涂抹至整个手掌、手背、手指和指缝。

③ 双手掌心搓摩。

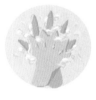

④ 右掌心覆盖左手背，十指交叉，反之亦然。

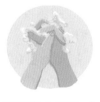

⑤ 双手掌心相对，十指交叉。

⑥ 指背叠于另一手掌心，十指相扣。

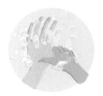

⑦ 右手握左手大拇指，旋转搓摩，反之亦然。

⑧ 右手五指并拢于左掌心，正反方向旋转搓摩，反之亦然。

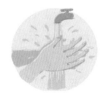

⑨ 用水清洗双手。

（插画绘制：陆涵之）

（"上海疾控"微信公众号　2020-01-22）

喊出来不如"汗"出来

除了少出门，戴口罩，做好手卫生、消毒和个人防护，还可以做些什么？为防控新冠肺炎疫情，大多数人选择闭门不出，连日沙发躺、长时间刷手机成了主要的生活方式，运动量因此减少，不但体重会上涨，还可能造成免疫力下降。对此，上海市健康促进委员会办公室、上海市健康促进中心向市民发出健康提示：减少外出不是减少运动！预防病毒感染，加强健身锻炼，增强自身免疫力同样重要。面对疫情，除了讲卫生、勤洗手、多通风、少串门、到公共场所戴口罩之外，大家可以适当安排一些室内运动，以中等强度为主，以提高自身免疫力。

加强运动对预防病毒感染有哪些益处？"即使新型冠状病毒来了，也一定要坚持运动！"大型健康科普网络直播节目"健康上海说"特聘专家、美国运动科学院院士、美国伊利诺伊大学终身教授朱为模坦言，运动除了能帮助改善心血管功能，降血压、血脂和血糖，降低慢性病（包括癌症）的患病风险外，还有助于提升人体免疫力。此外，运动能促进血液循环，帮助免疫功能在身体运行，把免疫细胞及时运往身体需要的地方，从而起到消灭入侵体内病毒的作用。

"要激活人体免疫系统，运动就必须要有强度。一般认为，中等强度的有氧运动对提高人体免疫功能的作用最大。"朱为模介绍，有氧运动是指较长时间（最好 10 分钟以上）、全身肌肉参与、心跳加快（心率为最高心率的 60% ~ 79%，最高心率可用"220－年龄"计算）且微微出汗的运动，如快走、慢跑、游泳、骑行、打羽毛球等。每天运动 30 ~ 60 分钟，每周至少 5 天。

那么，居家应该如何进行有氧运动？朱为模为大家带来了一套在家中可以练习的"抗疫健身操"。这套健身操分为四个部分，包括：热身、动态拉伸、高强度间歇训练（HITT）和放松（含静态拉伸）。短短 10 分钟的训练就可以达到 60 分钟有氧和无氧交叉训练的良好效果。

扫描二维码，观看"抗'疫'健身操"

另外，大型健康科普网络直播节目"健康上海说"

特聘专家、"爱活力"创始人朱娴也推荐了"7分钟健身"训练方法，"在家中，大家可以采取自重训练的方法，即利用自身的体重做科学训练，包括心肺、力量、核心、柔韧和平衡训练。"该方法源自美国运动生理学专家的研究，"爱活力"在此基础上研发出适合室内锻炼的"爱活力7分钟"中低强度综合训练，可作为每天30～40分钟有氧运动的基础补充性训练。无论是"爱活力7分钟"还是"抗疫健身操"，都可以跟着教学视频徒手训练，不需要任何器械，简单、便捷、易操作。

扫描二维码，观看"7分钟健身法"

在居家运动的过程中，掌握正确的运动原则也很重要。朱为模提醒，"抗疫健身操"有其正确的"打开方式"：平时经常运动的人群，开始训练的速度也应放慢一些；平时不常运动的人群，则应适当延长热身和放松的时间，并缩短高强度间歇训练的时间。如果有高血压病史，用力时要吐气，不要屏气；老年人或肥胖人群开始训练时，一定要放慢节拍以降低强度，不做或少做弯腰或需要上肢来支撑全身重量的动作。运动中如果出现胸口发闷或头晕，应马上降低运动强度，但不要完全停下，继续走动放松。此外，针对家中运动可能受限于室内场地面积，朱娴也带来温馨提示，居家运动时要注意周围空间大小，不要误伤自己和旁边的人。近日上海天气晴好，也可以到户外人少空旷处做些有氧运动。

（人民网　作者：董悦青　2020-02-01）

如何合理使用口罩？专家："五戴、三不戴"

在防控新冠肺炎疫情时，口罩是宝贵的资源，是个人防护的"标配"。如何珍惜宝贵资源，合理使用口罩这一有效防护用品？上海市健康促进中心主任吴立明主任医师表示，防控新冠肺炎疫情，市民佩戴口罩可"五戴、三不戴"。

哪五种情况下，一定要戴口罩？人员密集场所要戴，乘坐公共交通工具要戴，搭乘电梯要戴，集中办公和工作场所要戴，到医院就诊要戴。

在三种情况下，可以不戴或少戴口罩：独自在户外人少空旷处可以不戴，如有来人，请保持1米以上距离；骑车时可以不戴，与其他车辆保持适当距离；独自驾驶车辆时，也可以不戴口罩。

（新民晚报　作者：左妍　通讯员：宋琼芳　2020-02-03）

新型冠状病毒能否通过粪 – 口传播

粪 – 口传播也叫经消化道传播，指传染性疾病的病原体在粪便中存活，通过消化道排出的粪便进行传播。如果这些带病原体的粪便污染了手或食物，那么就会"病从口入"，进而传染给其他人。新冠肺炎经粪 – 口途径传播的可能性究竟有多大？

复旦大学上海医学院医学分子病毒学重点实验室主任袁正宏表示，新型冠状病毒能通过粪 – 口途径传播的结论还为时过早，需要进一步研究和证实。但是，这样的情况提示我们粪便可能存在传染性，大家还是要做好个人防护，通过勤洗手来预防感染。

扫描二维码，观看"新型冠状病毒能否通过粪 –口传播"

（"看看新闻"客户端　2020-02-03）

防疫期间：产检诗七首

开篇

肺炎时期要注意，尤其小心在孕期。
时常通风要透气，戴上口罩手勤洗。
良好心情要维持，鱼肉菜果均衡吃。
切莫乱跑去外地，适当运动增免疫。
减少熬夜早休息，保护自己是第一。
轻微症状线上询，若大异常速就医。

早孕产检篇

非常时期风声紧，早孕检查不着急。
筛查 NT 有时机，从孕十一到十四。
初次建档事关己，材料准备定要齐。
速来速回要牢记，有症状者要警惕。
若有腹痛无法忍，流血鲜红似月经，
千万一定要重视，快来急诊帮助您。

注：NT，颈后透明带扫描

中孕产检篇

孕中时期产检稀，每个月就来一次。
关注重点莫漏遗，保障安全最要紧。
大排畸形要上心，二十多周才开启。
糖尿患者须筛查，二十四周才开始；
一月之内要进行，若有孕妇小胆子；
想不喝糖也可以，管住嘴来迈开腿；
会数胎动会管理，若有异常医院去。

晚孕产检篇

孕晚期产检多，B超查监护做。
数胎动大于三，无异常家中坐。
有情况要冷静，流液体出血多。
肚子痛宫缩频，胎动少胎动多。
戴口罩上急诊，认真听医生说。
不焦虑不紧张，安全检有你我。

医院就诊篇

看门诊莫大意，穿要暖口罩戴。
有大宝别携带，儿童病也会有。
缴费挤老公去，少闲聊早去来。
就诊前可问清，产专科最放心。
若住院遵医嘱，少探望要谨记。

发热篇

疫源接触曾经有，一有异常医院走。
病区病患无接触，体温三八急诊住。
症状不重发低热，自我隔离要留意。
发烧持续病加重，发热门诊赶快去。
产科还是发热科，哪个严重先看哪。
自己如果搞不清，门急诊上去看病。

感染篇

孕妇感染发展快，隔离治疗是首要。
多个学科齐协作，抗毒抗菌安全药。
终止妊娠状态后，新生宝宝要顾好。
母乳喂养须暂停，医患齐心无烦恼。

值得提醒的是，产后在家休息的产妇和新生儿如无任何异常，只需要安心在家，适当运动、保证休息即可。不必到医院产后门诊就诊，以免增加暴露风险。

（上海大众卫生报 作者：顾玮 2020-02-04）

重复使用口罩，须做到"三要、三不要"

在新冠肺炎流行期间，佩戴口罩是有效的防护措施之一。但因口罩需求量大，大家需用好每一个口罩。作为普通市民，在日常生活中如何科学、合理地重复使用一次性口罩？上海市健康促进中心主任吴立明主任医师介绍，重复用口罩，应做到"三要、三不要"。

口罩重复使用，这三点需要注意：①只能重复佩戴自己使用过的口罩。②每次使用后，可将口罩置于清洁、干燥通风处，或单独放在清洁透气的纸袋中，避免被污染。③要适当控制口罩重复使用的次数，不宜过多。

但是，这三种情况下，不要重复使用口罩：①戴口罩去过医疗机构，近距离接触过有发热、咳嗽症状者，新冠肺炎患者密切接触者，居家医学观察者，疑似或确诊病例。②口罩被血液、鼻涕等污染，或变脏、有异味。③口罩破损或变形（特别是硬质口罩）。

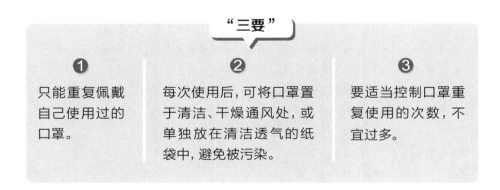

"三要"

❶ 只能重复佩戴自己使用过的口罩。

❷ 每次使用后，可将口罩置于清洁、干燥通风处，或单独放在清洁透气的纸袋中，避免被污染。

❸ 要适当控制口罩重复使用的次数，不宜过多。

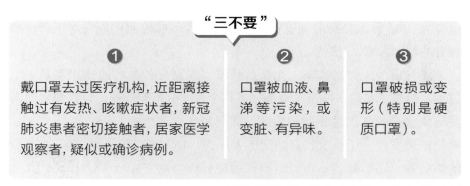

"三不要"

❶ 戴口罩去过医疗机构，近距离接触过有发热、咳嗽症状者，新冠肺炎患者密切接触者，居家医学观察者，疑似或确诊病例。

❷ 口罩被血液、鼻涕等污染，或变脏、有异味。

❸ 口罩破损或变形（特别是硬质口罩）。

（"上海发布"微信公众号 2020-02-06）

如何判定新冠肺炎的密切接触者

最近，我们一直听到这样一个词——"密切接触者"，以这次新冠肺炎为例，在流行病学调查中"密切接触者"的定义是什么？怎样才算密切接触？

对此，上海市疾病预防控制中心新冠肺炎现场工作组副组长潘浩表示，其实人类对病毒有一个认识的过程，在早期并不知道其如何传播，但是随着认识的深入，我们对这个病毒密切接触者的概念逐步有了较为清晰的认识。比如，病毒是通过呼吸道飞沫传播和接触传播的，所以，通过人际间谈话或共同生活接触等，家属、亲戚、朋友，甚至同事都有可能成为密切接触者。这种密切接触比较容易判定，难就难在公共交通工具、公共场所内密切接触者的判定。现在，这方面也有了明确的标准，国家有标准，上海市也有标准，如乘坐有 HEPA（高效过滤膜）和没有 HEPA 的飞机，密切接触者的判定标准是不一样的。有过滤膜的，我们就把坐同一排的，以及前后 3 排（共 7 排）的乘客判定为密切接触者。如果没有过滤膜，那飞机上的所有的人员都要被判定为密切接触者。同样，高铁是不透风的，跟外界不相通，如果有人在发病期间乘坐高铁，那其座位所在的整节车厢的乘客均被判定为密切接触者。所以，这样清晰的判定标准，对确定密切接触者有很大帮助。

前两天的新闻里提到，南京有人排队买烤鸭的时候被感染了，还有报道说只有 15 秒的接触时间就被感染了，是否意味着我们原来对于密切接触者的判定标准"过时"了？

潘浩说，人类对病毒，尤其是病毒引起新发传染病的认识需要一个过程。回想"非典"疫情，也是过了几个月才分离到病毒，这次我们对新型冠状病毒的认识是相对较快的。即便如此，这个病毒的快速发展，还是令我们感到巨大压力。15 秒能否传播病毒，还需要进一步、更细致的流行病学调查才能明确。但流行病学的调查过程是比较困难、复杂的，有很多场景不是我们通过想象就能得到的，所以，这是一个渐进的过程。在不断地探索和摸索中，才能找到真正的病原体及其明确的感染途径。

扫描二维码，观看"如何判定新冠肺炎的密切接触者"

（"看看新闻"客户端　2020-02-08）

核酸检测缘何"假阴性"

近日，核酸检测因容易出现"假阴性"结果而引发了社会关注。天津市有一名患者于 2020 年 1 月 19 日发热，直到 1 月 30 日第四次核酸检测时才呈阳性。北京的一位确诊患者，入院前三次咽拭子新型冠状病毒核酸检测均为阴性，"甲流"核酸检测阳性，因此于 1 月 30 日以"重症甲流"收入院。入院后插管、上呼吸机，通过肺泡灌洗检测才发现新型冠状病毒核酸阳性。此外，多地都出现了早期检测呈阴性，多次检测最终结果为阳性的病例。

重症医学专家、中国工程院副院长、中国医学科学院院长王辰指出，并不是所有患病的人核酸检测都呈阳性，而且核酸对于真实病例的检出率不过 30% ～ 50%。通过采集疑似病例咽拭子的办法，是有可能存在"假阴性"。

2 月 5 日，国家卫生健康委员会发布了《新型冠状病毒感染的肺炎诊疗方案（试行第五版）》。这版诊疗方案中将"疑似病例具有肺炎影像学特征者"作为湖北省临床诊断病例标准。国家药品监督管理局器械注册司表示，目前核酸检测试剂的产品安全性、有效性和质量可控性可以得到保障。

什么原因导致 "假阴性"？目前，最普遍、最简单的采样方式是咽拭子，而咽部的新型冠状病毒量最少，可能造成漏检。还有的患者前期分泌的病毒量很少，后期随病情发展、病毒增多，才能被检测出来。一位该领域的资深专业人士告诉记者，现在对疑似患者检测病毒核酸，标本的采集一般有两大类：上呼吸道标本和下呼吸道标本。通过已有的检验结果分析看，下呼吸道标本检出的阳性率要高于上呼吸道。出现 "假阴性" 可能是因为标本种类不一样。一般情况下，鼻咽拭子的准确率要低于下呼吸道标本（如肺泡灌洗液和支气管冲洗液），但也不能完全排除上呼吸道采集的标本，标本种类越多、越全越好，可以帮助医护人员和疾控部门来做更准确的评判。

影像学对肺炎的诊断来说也是很有价值的，可以看出肺部是否有炎症。但临床专家也表示，新冠肺炎也是病毒性肺炎的一种，其影像学表现与很多其他病毒性肺炎类似，这就需要临床医生靠经验、患者的症状等各方面来判断是否属于疑似患者。因此，核酸检测依然是最终病原学诊断的 "金标准"，其病原学证据是无可替代和不容置疑的。肺部 CT 影像检查是 "核酸阴性" 的辅助排查手段，也是肺部病变严重程度分期及药物疗效监测的有效手段。两者不可相互替代。

出院患者到底是不是痊愈了？目前，全国各地出院标准统一：体温正常 3 天以上、呼吸道症状明显好转、胸部影像学显示炎症明显吸收、连续 2 次呼吸道病原的核酸检测呈阴性，这些条件缺一不可。

（新民晚报 作者：左妍 2020-02-09）

给返程复工朋友们的十个提醒

疫情防控已进入攻坚期，返程复工的日子也越来越近。返程出发时，该带哪些必需品；到达目的地后，先做哪些重要事；到单位，少去哪些高危区；下了班，要改哪些老习惯……如果暂时没搞明白这些问题也别慌，请收下这十个提醒，让你在抗 "疫" 路上多一份安心。

（1）出发行囊里要装口罩等防护用品和免洗洗手液等消毒用品。飞机上不能随身携带酒精、消毒液，可用消毒湿巾替代。不妨再多携带一支笔，途中可能需要填写旅客信息，传借容易增加传染概率。收好机票或火车票，配合可能的相关密切接触者调查。

（2）返程途中火车、飞机乘客多、空间小，全程需佩戴医用外科口罩，但不必非要选择专业的 N95 口罩。入座前，可对扶手、座椅、小桌板等消毒。勤洗手很重要，尤其是触碰自己的口、鼻、眼之前。一定要配合进出站体温测量。自备水，不吃零食。与他人保持礼貌距离，密切留意周围旅客的健康状况，发现异常，若条件允许就换座，并主动上报工作人员。

（3）自驾回沪者，路上常用消毒用品消毒。尽量错峰返程，提前掌握途中交通管制、道路施工、拥堵等情况。遇到省界防疫查控人员，应积极配合测量体温。

（4）到家后，不管是否从疫情流行地区归来，都应主动向单位、居委会或学校报备。从湖北返回上海，如有可疑接触史的，建议自返回或接触最后一天起居家隔离 14 天，每天至少测量体温 2 次，关注有无咳嗽、胸闷、气急等呼吸道症状，与社区医生保持联系。家中储备体温计、口罩和消毒用品。做好家庭环境清扫和消毒。勤洗手，多通风。摘口罩时要当心，别碰外层污染面。

（5）尽量步行、骑车、开车或打车上下班。乘坐公共交通工具时全程须戴口罩。少触碰车上物品，与其他乘客保持安全距离。

（6）能在家办公就尽量在家办公。进入办公区域，自觉接受体温检测，勤洗手。若体温异常，回家观察休息，必要时去医院就诊。上班期间少乘电梯，楼层不高就走走楼梯。进电梯要戴口罩，按楼层键时，最好不用手指接触，出电梯后洗洗手。去食堂吃饭建议错峰，不扎堆、聊天，独自快速"解决"，或打包带走。会议室和办公室里，建议别脱口罩，谈话保持适度距离。多开窗通风。对键盘、鼠标、文具、桌椅等定期消毒。减少集中开会，控制会议时间，最好线上"解决"。

（7）以下几类人群从外地回沪后的特别防护建议：①住家保姆或钟点工从湖北返回上海或有可疑接触史的，居家隔离 14 天。若出现发热、咳嗽等症状，尽快去发热门诊就诊。解除隔离后到雇主家时须佩戴口罩，注意手部卫生。②快递小哥除对照要求自觉判断是否需要自我隔离外，也应加强自我保护。送快递前先打电话询问对方是否在隔离。如果是，可提前沟通，交居委会代收。送快递全程建议戴口罩。③旅游探亲回沪者从湖北返回或有可疑接触史的，居家隔离14天，配合社区医生登记航班号、记录每日体温等。

（8）去菜市场时，须做好个人防护，"速战速决"。不食用野味，多吃新鲜蔬菜、水果，改善营养，增强抵抗力。回家后立即洗手。上班后可以叫"外卖"。如担心"外卖"包装被污染，打开包装后应及时洗手。若对餐品不放心，可二次加热后再食用。

（9）快递小哥上门收件时，病毒经快递包装盒传播的可能性极低。"外卖"或快递工作人员切记不要带病工作。建议投递人员和接收者都戴口罩。

（10）喜欢健身的，不建议近期去健身房健身，同样不建议打球和夜跑。聚会不要去，电影院、KTV和商场等人群密集场所也不要去。不妨在家做一些适合自我练习的项目，如平板支撑、太极拳、俯卧撑等。如果身处人员稀少的空旷室外，可根据实际情况适当运动。

（新民晚报 作者：曹刚、左妍 2020-02-01）

复工了，请学会科学、合理使用口罩

在这个特殊时期，口罩是个人防护"标配"，也正因如此，口罩成了非常宝贵的资源。复工在即，如何科学、合理地使用口罩，是你最需要知道的。

（1）出门时，在某些情况下可不戴口罩。上海市健康促进中心主任吴立明主任医师表示，市民佩戴口罩可"五戴、三不戴"。五种情况一定要戴：去人员密集的场所时、乘坐公共交通工具时、搭乘电梯时、集中办公和处于工作场所时、到医院就诊时。三种情况可以不戴或少戴：独自在户外空旷处可以不戴，如有来人，须保持1米以上距离；骑车时可以不戴，与其他车辆保持适当距离；独自驾驶车辆时，也可以不戴口罩。

（2）上班防护戴外科口罩就够了。事实上，我们常说的 N95 口罩是防护级别较高的类型，一般在近距离面对患者时才需要使用。但普通人把抢购、佩戴 N95 口罩视为日常防控的一种"标配"，显然就是过度防护了。这么做可能导致真正急需医疗防护用品的一线医疗救护人员得不到充分保障，增加他们暴露感染的风险。

从工作场景来看，处于单人办公环境下的工作人员原则上可以不佩戴口罩。处于多人办公环境下的工作人员，办公环境宽松、通风良好，且彼此间确认健康状况良好的情况下可以不佩戴口罩。其他工作环境或无法确定风险的环境下应佩戴口罩，通常建议佩戴一次性使用医用口罩。

（3）带呼吸阀的口罩只能单向保护戴口罩的人。对于健康的佩戴者而言，只要是合格产品，同等防护级别的口罩，无论带不带呼吸阀，它的防护效果都是一样的，区别在于呼吸的阻力和佩戴时的舒适感。

但对于感染病毒的佩戴者，为了周围人的健康，应该选用不带呼吸阀的 N95 口罩。因为带呼吸阀的 N95 口罩，在病毒携带者呼吸时，呼出的气体并不会被口罩过滤，而是直接排到了空气中，细菌或病毒会扩散到周围的空气中，使周围人受感染。不过，在目前阶段，因为感染者很多时候并不自知，但在这一过程仍具传染性。因此，专家建议民众最好不要佩戴带呼吸阀的口罩。

（4）口罩不一定要用一次换一个，应视清洁情况而定。上海市卫生健康委员会党组副书记、新闻发言人郑锦在市新冠肺炎疫情防控工作发布会上也表示，符合条件的口罩可以重复使用。一般情况下，所使用的口罩在恰当保存条件下，如悬挂在洁净、干燥通风处，或将其放置在清洁透气的纸袋中，可以重复使用。重复使用时，需单独存放，避免彼此接触。再次佩戴前后注意手卫生。上海市健康促进中心主任吴立明表示，在日常生活环境中，如果一次戴口罩的时间较短，不必一次一换。回到家里，可以把口罩挂在清洁、干燥通风的地方，下次自己再拿来使用。

戴口罩去过医疗机构，近距离接触过有发热、咳嗽症状者，新冠肺炎密切接触者，居家医学观察者，疑似或确诊病例，或口罩被血液、鼻涕等污染、变脏、有异味以及口罩出现破损或变形，都不可以再次使用，应及时弃用。

对于密集场所的工作人员，包括从事和疫情相关的行业人员、警察、保安等，建议佩戴医用外科口罩，可以根据实际情况适当延长口罩的使用时长和更换频率。一般来说，如果口罩没有明显的脏污变形，可以不必每4小时一换，但如果出现了脏污、变形、损坏、异味，需要及时更换。

（5）对一次性口罩进行消毒会降低效用，不作推荐。中国疾病预防控制中心研究员冯录召表示，对口罩喷洒消毒剂，包括医用酒精，会使防护效率降低，所以不宜采用酒精喷洒的方式给口罩消毒。

（劳动报 作者：陈宁 2020-02-10）

吸烟无法阻挡新型冠状病毒

当前的疫情形势下，市民对新型冠状病毒的预防资讯分外关注，如"正确佩戴口罩可以阻挡呼吸道传播""勤洗手可以消灭细菌与病毒""减少外出，避免前往人群密集的场所"等。然而，最近烟民圈兴起了这么一种说法——吸烟可以杀死新型冠状病毒。那么，吸烟真的可以预防新型冠状病毒的侵袭吗？

答案显然是否定的。对于"烟油覆盖在肺细胞表面，可以阻挡病毒""尼古丁可以杀死病毒"之类的谣言，也已被学者否定。研究证实，吸烟会阻碍气管黏膜活动，降低人体免疫力，给病毒趁机进入肺部繁殖的机会，因此吸烟者感染病毒风险较高。烟草烟雾中的细小颗粒物侵害吸烟者的肺部，其穿透肺泡进入人体血液，使肺、血管和周围组织受损，诱发炎症，导致肺功能损伤。同时，吸烟还会抑制细胞免疫功能，降低人体抗感染的能力，从而更易受病毒的侵害。简而言之，吸烟打破了人体的一道"保护屏障"，给了病毒入侵的机会。吸烟等于卸下了人体抵挡病毒的"防线"，且拿烟的手会反复触碰口鼻，增加感染的概率。在家吸烟还会产生二手烟，对自己和家人的健康都会带来不利影响。

市民应对新型冠状病毒需要科学的方法，外出时正确佩戴口罩、不吸烟，既保护他人，也保护自己。在家应保持充足的睡眠，摄入充分的营养，进行适度的锻炼，增强机体免疫力。勤用流动水洗手，咳嗽、打喷嚏时遮掩口鼻，经常开窗通风。如果出现发热、乏力、干咳等症状，请就近选择发热门诊就医（记得戴好口罩，防止交叉感染）。

各位烟民不妨趁这个"时机"，坚定信念，戒除烟瘾，回归健康生活。

（上海大众卫生报 作者：上海市控烟协会 2020-02-11）

足不出户，中医导引保健康

生命重于泰山，疫情就是命令，防控就是责任。医护人员在战"疫"第一线艰苦奋斗，八方力量通力协作，组成了防控疫情的大网。普通大众心系疫情，虽无法参与救治行动，但可以响应号召居家隔离、减少感染风险，这便是每一个人可以为防控疫情做出的最基本贡献。

足不出户，如何锻炼身心、确保健康？且看上海传承导引医学研究所所长、上海中医药大学兼职教授、国家级非物质文化遗产代表性项目"中医诊疗法（易筋经十二势导引法）"代表性传承人严蔚冰带来的三势"中医导引法"。该法每势3～5分钟，不受场地限制，可帮助广大"宅"家市民缓解身心疲劳、调整健康状态。

何为"中医导引法"？严蔚冰介绍，中医导引是祖国传统医学六大体系（针、灸、砭、药、导引、按跷）之一，历来是中医治未病和祛病疗疾的主要手段。祖国医学在漫长历史传承中不但留下了《引书》《诸病源候论》等丰富的导引学文献著作，华佗、葛洪、孙思邈、陶弘景、刘完素等历代名医在其思想、著作与临床实践中也记载并使用了导引的理论和方法，为后人留下了宝贵的财富。

随着科技的发展、时代的进步，当今世界主流医学的研究方向逐渐从"研究疾病"转为"研究健康"，而中医导引学正是研究人和健康的学问。它对困扰着现代社会的慢性疲劳综合征和中老年慢性疾病的预防、康复有着显著效果和积极意义。国务院印发的《中医药发展战略规划纲要（2016—2030年）》中明确要求：大力发展中医非药物疗法，充分发挥其在常见病、多发病和慢性病防治中的独特作用。加强中医药非物质文化遗产传承，推广普及易于掌握的中医养生保健技术与方法。

晨起导引，热血活身

此势取自"易筋经十二势导引法 —— 预备势"。通过对周身大关节"闭合－开启"的锻炼，舒筋活络，促进气血循环，起到热身活血之功效。每日清晨做 3 组，有助于涵养正气、排浊纳清。

（1）放松自然站立，屈膝下蹲，两手抱膝，低头，呈团状。重心依次向前、向后、向左、向右倾斜，然后重心还原。

（2）两手扶膝，膝盖挺直，两手十指交叉，翻掌心向下。

（3）起身，上托，重心上移。

（4）慢慢放松，抱后脑勺，两臂打开。

餐前导引，醒脾养胃

脾胃是情绪的"晴雨表"。人在高强度、高压力的工作状态下，容易出现"食不安顿"，长此以往不利于健康。

此势取自"易筋经十二势导引法 —— 收势"。餐前、餐后各做 7 组导引，有醒脾养胃之功效。导引势中若出现打嗝、肠鸣、矢气（肠中有气转动，时时放屁）等现象，均属正常反应。

（1）两手在体前捧起，在胸前分掌。

（2）右手上托，左手下压。

（3）两手交替。

（4）左手上托，右手下压。

（5）两手交替，重复 7 组。

（6）两手合掌，调整呼吸，自然放松站立。

睡前导引，放松身心

此势取自"坐姿八段锦导引法 —— 叉手双虚托、背后摩精门"。可在床上完成，有助于放松肩、肘、腕、颈、腰、背、膝、踝等大关节，舒缓身心，有益睡眠。

（1）端坐床上，十指交叉，翻掌心向前。向前推出，向内回收。推出时用劲，内收时放松。重复 7 组，以放松肩、肘、腕。

（2）十指交叉，翻掌心向上。向上托起，向下收回。托起时用劲，收回时放松。重复7组，以放松肩、颈、背。

（3）十指交叉，夹抱后脑。两臂打开，同时抬头挺胸。两臂合拢，同时俯身低头。打开时用劲，合拢时放松。重复7组，以放松肩、颈、背。

（4）两臂上举，掌心向前。俯身下探，以手攀足。俯身攀足时，膝盖挺直，足趾内扣。俯身攀足时用劲，起身上举时放松。重复7组，以放松腰、膝、踝。

（5）两手在体前搓掌。待掌心发热后按摩肾俞穴（位于人体的腰部，当第二腰椎棘突下，左右二指宽处）。次数不限，以腰部发热为度。

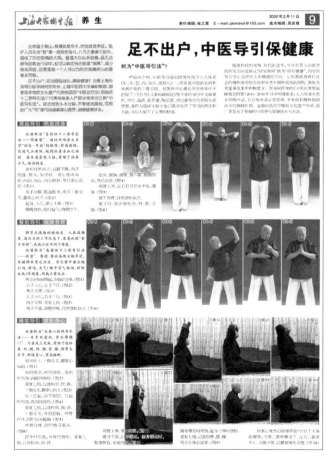

（上海大众卫生报　2020-02-11）

面对疫情，做到"三心""二意""四平""八要"

在过去的数周里，全民积极参与新冠肺炎疫情严防严控，日常生活受到了一定影响，尤其是可能会产生心理的负担、情绪的恐慌和担忧。对非严重疫情地区的普通人群而言，如何正确面对疫情和调整好自身心态是非常重要的。做到"三心""二意""四平""八要"将有助于人们调整心态。

"三心"

（1）信心。新冠肺炎是一种新发传染病，因此其防治原则是共通的。许多经验已经证明，只要做好"控制传染源、阻断传播途径和保护易感人群"这三方面的工作，任何传染病都是可防可控的。

（2）耐心。目前研究发现，新型冠状病毒感染的潜伏期为 1 ~ 2 周，疫情的控制需要一到数个周期（14 天左右为一个周期）。因此，需要有足够的耐心，科学防治，切莫操之过急。

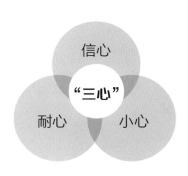

（3）小心。疫情期间，每个人都需要学会自我防范和保护，注意个人卫生、人多场合戴口罩、勤洗手等，减少密切接触以防飞沫传播，将疾病的传播和感染风险降到最低。

"二意"

（1）时刻意识到自己是《中华人民共和国传染病防治法》的守法者和践行者。每一个公民都应该知晓该法，绝对不允许为了个人的"自由和隐私权"而剥夺他人和自己的健康权和生命权。

（2）时刻意识到自己是"健康第一责任人"。健康是人生的第一财富，没有健康就没有其他。因此，"健康中国行动"明确指出，每个人都要成为自己健康的"第一责任人"，希望通过此次疫情的现实教育和警示，大家能真正认识到"从我做起，健康为我，也为人人"。

"二意"	时刻意识到自己是《中华人民共和国传染病防治法》的守法者和践行者
	时刻意识到自己是"健康第一责任人"

"四平"

（1）平和心态。疫情期间，各种信息"满天飞"，难免会使人心情不安、急躁、恐慌和担忧，因此，少安毋躁和尽量保持平和的心态尤为重要。

（2）平稳心情。情绪的焦虑、紧张不仅与外界事件密切有关，也与自我想象和认知相关，甚至还会相互影响。因此，在疫情期间，科学防控、减少恐慌，尽量保持平稳的情绪，学会放松心情非常关键。

（3）平常生活。只要严格做好对有接触史者、疑似感染者的医学隔离观察和确诊患者的隔离治疗等措施，对于生活在非严重疫情地区的大多数人而言，仍应尽量像平常一样生活。

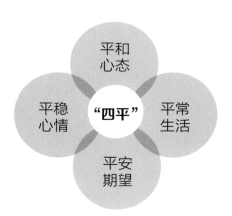

（4）平安期望。疫情无情人有情，每个人可量力而行，树立自己的信念，为平安而尽己所能，因为疫情的防控离不开"你、我、他"。

"八要"

（1）要作息规律。人的健康离不开规律的生活，如果作息不规律，就会对人的免疫系统、心理、生理等多方面带来不良影响。

（2）要足够睡眠。保证夜间一定量的睡眠对健康至关重要，因为睡眠期间人体的内分泌和免疫、蛋白质合成等生理生化功能是相对活跃的。保证充足的夜间睡眠对提高人的抗感染和免疫能力是非常重要的。

（3）要坚持运动。疫情期间，"宅"在家里成了一个普遍现象，如果只"宅"不"动"，对健康也是不利的，会增加其他疾病的发生或复发风险。

因此,坚持每天20～30分钟的有氧运动必不可少。

（4）要转移或分散注意力。过分关注疫情的相关信息,尤其是对未经过筛选或过滤信息的关注,会影响人的情绪和对健康的感知。因此,要学会分散和转移注意力,避免"风声鹤唳、草木皆兵"。

（5）要情绪放松、不紧张。疫情期间,焦虑、担忧和恐惧等负性情绪会较平时更容易出现和长时间存在。因此,通过听音乐、阅读、运动和肌肉放松训练等能减轻和缓解负性情绪。只有不紧张、不恐慌、不抑郁悲观,才能真正有信心和耐心来面对和处置疫情。

（6）要饮食均衡。饮食的规律和均衡很重要,尽量规律地进食和保证每日的营养摄入量是必要的,切不可"非常时期、随心所欲",畅饮畅吃或不吃不喝。

（7）要保持距离。新冠肺炎的传播途径之一是飞沫传播,因此在人多或公共场合,要与人保持一定的距离,通过戴口罩减少或阻断飞沫传播。

（8）要守望相助。疫情期间,在做好保护自己和家人的同时,也要尽自己所能帮助周围需要帮助的人。只要大家同舟共济、齐心协力、科学防控,新冠肺炎疫情一定会被控制,健康的春天一定会到来,自由美好的生活也一定会回来。

（"大众医学"微信公众号 作者:季建林
2020-02-11）

> **"八要"**
>
> 1. 要作息规律
> 2. 要足够睡眠
> 3. 要坚持运动
> 4. 要转移或分散注意力
> 5. 要情绪放松、不紧张
> 6. 要饮食均衡
> 7. 要保持距离
> 8. 要守望相助

六个健康饮食提示提升"作战能力"

疫情当前,除了做好个人防护与居家消毒外,科学合理的营养膳食能有效改善营养状况、增强抵抗力,有助于新冠肺炎的预防。那么,我们应该如何吃得健康、吃得安全?疫情期间的饮食有哪些需要特别注意的?这里我们总结了健康饮食的六点提示,以助你提升"作战能力"。

既要吃饱，又要吃好

保证能量供应充足，在平时饮食的基础上，既要吃饱，又要吃好。在新冠肺炎流行期间，不要节食，不要减重。

保证优质蛋白质摄入量

保证每天摄入富含优质蛋白质的食物，包括鱼、肉、蛋、奶、豆类等。食物中优质蛋白质的氨基酸模式接近人体模式，更容易被人体吸收、利用，对保障机体免疫力非常重要。可每天饮奶 300 克（包括酸奶），吃畜禽肉类 40 ～ 75 克、鱼虾类 40 ～ 75 克，吃 1 个鸡蛋等。

多吃新鲜蔬菜和水果

蔬菜和水果富含各种营养素，对人体健康有益。应保证每天摄入蔬菜 300 ～ 500 克，水果 200 ～ 350 克。疫情期间，可在原有基础上，适当增加蔬菜、水果的摄入量。不便每日采购蔬菜的情况下，可以优先选择耐贮性较高的蔬菜、水果，如洋葱、萝卜、大白菜、甘蓝、橙子、苹果等，以及可以长期保存的木耳、香菇、海带等干货，尽量做到每日食物多样化。采购时可购买供当日及次日食用的青菜、菠菜等叶菜类蔬菜。

饮食清淡，多饮水

应保证清淡饮食，少吃高盐、油炸、辛辣食品。同时足量饮水，成年人每天饮水 1500 ～ 1700 毫升，宜饮用白开水或淡茶水。

不要忽视运动

在家也要天天运动，保持健康体重。减少久坐时间，每小时起来动一动。可适当开展个人类型体育锻炼，每天累计时间不少于 1 小时，不参加群体性体育活动。

提倡分餐，错峰吃饭

制备食物时，应生熟分开，若二次加热，应热透。分餐制可以减少交叉感染风险。进餐前，应用洗手液或肥皂在流动水下把手洗净。已经复工的食堂、餐厅应采取错峰就餐措施，避免人员密集；就餐人员应避免面对面，就餐时不要说话。

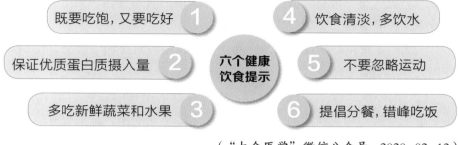

（"大众医学"微信公众号 2020-02-12）

合理使用消毒剂

消毒对于防控新冠肺炎疫情起着重要作用，但是切不可贪用消毒剂，包括消毒液浓度过高和频繁消毒。在日常生活中，室内空气的消毒采用开窗通风的方式即可；衣物、被褥等织物一般也不需要特殊消毒，但要记得勤换洗、勤晾晒；餐饮具一般用"清洁剂＋流动水"清洗，如果不放心，煮沸或使用消毒柜也是很好的选择；办公场所每日定期消毒即可，如果担心物品表面受到污染，可以随时进行消毒；小件物品（如温度计等）可用 60% ～ 80% 的酒精棉球等擦拭消毒；较大物品，可用含有效氯（溴）500毫克／升的消毒液进行喷洒、擦拭或浸泡消毒，作用 20 分钟后用清水擦拭干净即可。

过度消毒不但不会增强消毒效果，反而会给我们的健康带来负面作用。如：导致正常生活环境中微生物明显减少，对人体免疫刺激不足，容易使人生病；影响微生态平衡，造成微生态环境失调，甚至还有可能会"磨炼"出抗消毒剂的耐药细菌；过度依赖消毒剂也是诱发过敏的因素，其健康风险还包括刺激、腐蚀、灼伤皮肤、黏膜等，严重时会导致人体急性或慢性中毒。

下面以家庭常用的含氯消毒剂（如 84 消毒液）和医用酒精为例，谈谈其使用注意事项。

含氯消毒剂

（1）不能和其他清洁剂混合使用。84 消毒液与洁厕剂混合后使用会生成氯气。氯气是一种有刺激性并能损伤呼吸道的有毒气体，大量吸入会使人咳嗽、呼吸困难、头晕，甚至危及生命。

（2）对皮肤和黏膜具有腐蚀性和刺激性，不可直接用手接触，配制和使用时一定要戴手套。

（3）消毒液浓度不是越高越好，浓度过高的消毒剂会带来安全隐患，也会造成环境污染。使用前务必读懂产品标签或说明书，按照标签或说明书上的使用方法和使用浓度操作。

（4）残留的消毒液会对人的身体产生危害，消毒完成后，一定要用清水冲洗，彻底去掉消毒液残留。

（5）含氯消毒剂不可用于丝绸、毛、尼龙、皮革表面，其对彩色织物可能有褪色作用，使用前应先在隐蔽处试用。

医用酒精

（1）60% ～ 80% 的酒精易燃，应置于阴凉、干燥、通风处避光保存，并避免儿童触及。

（2）使用时远离火源；室内禁止喷洒式消毒，应采取擦拭方法进行消毒；不要往身上喷洒酒精。

（3）外用酒精消毒液不能口服；对酒精过敏者应谨慎使用。

（4）对橡胶、树胶和光学部件性质的物品具有一定损坏性。

（"上海疾控"微信公众号　2020-02-13）

预防性消毒须有"正确的打开方式"

消毒喷雾直接喷上身，等于"穿"上预防病毒的"金钟罩、铁布衫"？街道绿化带大面积喷洒消毒剂，出门不怕病毒侵袭？近期在小区、办公场所和街道等出现一些消毒"怪象"，上海市卫生健康委员会对此表示，预防性消毒是切断传播途径、控制传染病流行的一个重要手段，但必须掌握"正确的打开方式"，科学、依规、不过度，否则非但无法达到效果，还会有潜在风险，对健康造成损害，对环境造成污染。

近期，一些小区、办公场所设置消毒通道，对进出人员进行喷雾消毒。有关专家指出，我国法律法规明确规定，不可对人体进行喷雾消毒。喷雾消毒，需完全喷湿全身并作用一段时间，短暂时间通过喷雾通道没有消毒效果，只可能带来安全隐患：化学消毒剂会引起眼睛和皮肤刺激、吸入性肺炎、皮肤炎症、过敏反应等，严重的会导致老年人慢性支气管炎复发、儿童哮喘发作。其实，普通民众日常外出，全身被病毒污染的可能性较低，因此，完全没有必要全身消毒。

近期还出现一些街道绿化带被大面积喷洒消毒剂的现象。专家指出，一般街面、道路、绿化、建筑物外墙等被病毒大面积污染的可能性较低，病原体在外环境中因受到紫外线、通风等因素的影响，存活的时间较短，完全没有必要进行大面积消毒。因此，除明确受到传染源污染的外环境，需在疾病预防控制机构指导下进行终末消毒外，不应大面积对室外环境空气、绿化、道路、建筑物外墙等进行喷洒消毒。

那么，如何科学地开展预防性消毒？上海市疾病预防控制中心介绍，预防性消毒重点包括物体表面（特别是高频接触的门把手、按钮、开关等）清洁消毒、室内空气的流通和个人手卫生等，同时要做好个人防护（如佩戴口罩）。全市各类场所的预防性消毒，应在疾病预防控制机构的指导下，由相关单位开展预防性消毒，非专业人员开展消毒工作前应接受疾病预防控制机构专业培训，采取正确的消毒方法并做好个人防护。

有些市民朋友在家里时不时用酒精或含氯消毒剂喷这儿、喷那儿，生怕不干净。对此，专家认为，老百姓关键是讲究个人卫生，保持家中环境清洁，定时开窗通风，不宜用消毒剂到处喷，以免造成安全隐患。

据了解，上海市健康促进协会已向各理事单位及会员企业发出倡议书，号召各会员单位充分发挥行业优势，承担企业责任。200 多家会员单位承诺，在提供消毒服务时依据消毒相关规范标准，判断单位和个人的消毒请求是否必须，确保消毒方法准确，不做过度消毒。

上海市爱国卫生运动委员会向全社会发出倡议：爱国卫生人人参与，疫情防控人人有责，广大市民要增强卫生健康意识，始终把安全放在首位，养成良好卫生习惯，保持家庭环境整洁通风，自觉维护公共卫生环境，积极营造整洁卫生、文明有序的生产生活环境，共同守护生命安全与身体健康。

（人民网 作者：宋琼芳 2020-02-14）

当"新冠"遇上寒潮，
还能使用集中空调通风系统吗

为了防止新型冠状病毒通过集中空调通风系统传播，在疫情防控期间，所有能关闭的集中空调通风系统尽量关闭，并经常开窗通风。但考虑到近期气温骤降，需要使用集中空调通风系统的，应按照《关于转发集中空调通风系统使用要求的通知[沪肺炎防控办便函（2020）21号]》要求执行。

加大公共场所新风量及换气次数

采用全空气空调系统的，为防止回风造成交叉污染，应采用全新风运行。在关闭回风阀的同时，开大或开全新风阀。

采用"冷热末端设备+新风"空调系统的，其新风系统应全部投入正常运行，同时应开启相应的排风系统：①有外窗的房间，使用过程中宜使外窗保持一定的开度；如果外窗与空调系统设置了窗磁联动控制，建议在解除疫情之前，取消这一控制方式。②一个末端设备服务多个区域或房间时，应停止该末端设备的运行。③对于无回风风道、从吊顶回风的末端设备，且该区域吊顶与其他区域联通时，存在较大的交叉感染风险，建议停用末端设备，仅开启新风系统。

增加集中空调通风系统设备及部件的清洗频次

每周对运行的集中空调通风系统过滤网、过滤器、净化器、风口、空气处理机组、表冷器、加热（湿）器、冷凝水盘、冷却塔（如使用的情况下）等设备或部件进行清洗、消毒或更换。

一旦出现疑似或确诊新冠肺炎病例，空调清洗人员应采取二级防护措施：穿工作服，戴一次性帽子、一次性手套、医用防护口罩、护目镜或防护面屏，外罩一件医用防护服，穿一次性鞋套或雨靴进行清洗、消毒或更换工作，拆下的过滤器应按照医用垃圾的规定处理。

其他注意事项

（1）一旦发现公共场所存在疑似或确诊新冠肺炎病例，应立即停止使用集中空调通风系统，确诊病例去过的公共场所，需在疾病预防控制中心的指导下，对集中空调通风系统进行消毒和清洗处理，经确认合格后方可重新启用。

（2）每日冷热源设备启用前，集中空调通风系统的新风和排风系统应提前 1 小时进行通风换气；使用结束后，新风与排风系统应继续运行 1 小时，并对空气和环境进行全面清洁和消毒。

（3）集中空调通风系统新风应直接从室外清洁处引入，并直接接入空调机组，以防新风短路。

（4）在营业前，地下车库的通风系统应提前运行，进行换气，并保证在工作期间以最大换气次数连续运行。

（5）建议关闭集中空调通风系统的加湿功能。

（6）设置热回收装置的新风系统应根据热回收装置配置情况采取相应的措施：①设置转轮式热回收装置的，转轮需停止运行，新排风系统独立运行。②设置板式、板翅式换热器装置的，不建议使用，需通过开启旁通阀实现新排风独立运行。③未设置旁通阀的，只开启新风机，排风机停止运行，利用开窗或其他排风系统维持压力平衡。④采用热管式等无交叉污染的换热器可正常使用。

公共场所能否正确使用集中空调通风系统，对于防控后续疫情、防止交叉感染、保障人群健康至关重要，在此呼吁大家对集中空调通风系统予以重视。

（"上海疾控"微信公众号 2020-02-16）

新型冠状病毒，随便一摸就会感染吗

国家卫生健康委员会发布的《新型冠状病毒感染的肺炎诊疗方案（试行第五版）》中指出：经呼吸道飞沫和接触传播是新型冠状病毒的主要传播途径。很多人会望文生义地认为，接触传播就是"接触了就会被传染"。事实并非如此。

接触传播特指"直接接触"或"间接接触"方式的传播途径，使得病原体从传染源向易感人群受感染"门户"（病原体侵入"门户"）播散并引起有效感染的过程。这里有几个非常重要的概念需要厘清：直接接触传播、间接接触传播、病原体侵入"门户"、有效感染。

（1）直接接触传播：病原体从传染源直接播散至易感者合适的侵入"门户"，一般多指亲密接触，包括接吻、点对点的直接接触（如皮肤直接接触疥疮患者病灶）等。

（2）间接接触传播：因易感者接触了被传染源所排出的病原体所污染的物品，继而导致病原体播散至易感者侵入"门户"而造成传播。许多类－口传播传染病，包括甲肝、水源性传染病（如部分肠道传染病），以及人兽共患病（如布鲁氏菌病）等都属于间接接触传播。"新冠"防控方案中所提到的"接触传播"，主要指的就是这种间接接触传播。

（3）病原体侵入"门户"：病原体并非到达人体的任何部位都会引起感染，它一定要到达合适的侵入部位才能发挥侵袭能力，继而感染人体。新型冠状病毒的主要侵入"门户"是鼻、口、黏膜等。

（4）有效感染：足量的病原体成功抵达侵入"门户"，并瓦解人体初步免疫防线，引起感染的过程。

从上面几个重要概念的名词解释中，我们就能大致还原新型冠状病毒的接触传播途径：传染源（患者）排出病原体→直接或间接经手污染物体表面→物体表面短暂定植→污染易感人群身体（主要是手）→足量病原体抵达易感人群侵入"门户"，引起有效感染。举个例子：患者打喷嚏时用手捂嘴，然后用被污染的手触摸门把手，导致把手被污染；健康人拉门把手时导致手被污染，再用被污染手触摸口、鼻，进而可能被感染。

间接接触传播通路得以实现的主要载体就是被污染的物体表面以及手，如果对物体表面和手上可能存在的病毒进行有效杀灭，就可以大幅度降低感染风险。所以我们要做到：首先，注重咳嗽礼仪，减少自身对环境、物体表面的污染。其次，公共场所管理人员应定时做好对可能存在污染的物体表面的清洁和消毒工作，减少物体表面的病毒负载。第三，对于个人，最重要，也最最可行的方法就是守好间接传播通路的"最后一道大门"——做好手卫生。有流动水条件者应勤洗手，没有流动水且手上没有肉眼可见污染的情况下，使用免洗手消毒剂进行手消毒，能有效杀灭或减少手上可能存在的病原体，起到了降低感染风险的作用。当然，在必要的时候佩戴一次性手套以免手被污染也是一个可选的方案，但值得一提的是，佩戴手套不能完全代替洗手。第四，记得佩戴口罩，阻断飞沫传播。这样就做到了综合、全面的预防。

（"上海疾控"微信公众号 2020-02-18）

轻松愉悦的情绪状态是天然"疫苗"

停止你的"葛优躺"，让身体活动起来；运动之余，不妨多多享受一下阳光的沐浴；在别人需要的时候提供一些帮助……保持轻松愉悦的情绪状态，是抵御病毒的天然"疫苗"。

在科学界，已有大量研究证明，社会关系的隔离、太阳光照的缺乏及躯体运动的减少都与人类孤独感、焦虑、抑郁情绪的增加有关。

当我们产生恐慌、焦虑和抑郁情绪，便会影响机体免疫系统，进一步增加我们感染病毒的可能性。反之，当一个人心情愉悦轻松，免疫系统的效能可以发挥得更好，被病毒侵蚀的可能性就会降低。在这里，我们想分享的关键词是"轻松愉悦的情绪状态"，这可能是我们抵抗这次疫情的另一个重要的天然"疫苗"。

那么，在这个特殊的时期，面对有限的空间环境，我们该如何做才能尽可能多一些轻松愉悦的情绪，少一些焦虑抑郁的情绪？以下列出3个建议供大家参考。

运动

利用有限的空间和可获得的资源进行身体锻炼。当人开始运动时,大脑中的一个特殊部位(中脑边缘系统)就会开始释放一种特别的物质,叫作多巴胺。巧的是,当人感受到轻松愉悦时,在相同的位置也会分泌大量多巴胺。已有研究证据表明,有运动习惯的人通常要比没有运动习惯的人幸福感更高;在临床上,越来越多临床心理学家和精神科医生也一致地认为,运动训练可能是除药物外的一种非常有效的非药物干预手段。

所以,从现在开始,停止你的"葛优躺",让我们站起来,让身体活动起来。平板撑、仰卧起坐、俯卧撑、有氧操、瑜伽等任何可以进行的有氧或无氧运动方式都可以选择。

晒太阳

尽可能多沐浴一些阳光。我们身体被阳光照射时,可以自动生成90%以上人体所需的维生素D,而体内适量的维生素D能保证人类的情绪健康。相反,当照射到的阳光不足,体内维生素D含量较低时,就容易感受到抑郁情绪,这也是为什么在光照时间较短的北欧国家,抑郁症的发生率比其他地区高。

在临床上,服用维生素D和光照治疗被用来辅助治疗抑郁症患者,取得了不错的疗效。因此,在我们运动之余,不妨多多享受一下阳光的沐浴。如果天气晴朗,可以来到阳台、飘窗、天台,每天20~30分钟就可以。如果连续阴天,没有阳光,我们也可以试试家用取暖器,利用热光源模拟太阳自然光照,只是时间不宜过长。

帮助他人

在保证自身安全的前提下,多一点助人利他的行为。在科学界,助人利他可以给人带来愉悦和幸福已经得到了证实。过去有人整理了24项相关研究,并通过元分析手段(一种汇总分析的统计手段)告诉我们,当人在帮助别人的时候,无论是经济上的支持,还是精神上的宽慰,都会在一定程度上感受到愉悦和幸福。

另外,研究者利用先进的功能磁共振技术对利他行为的大脑机制进行了探索，发现了利他行为（如捐赠金钱）会让人脑中负责奖赏的神经环路（中脑腹侧背盖区）开始活动，与给人带来满足感的食物所引起的大脑神经活动恰好吻合。所以，如有可能，在别人需要的时候提供一些帮助，如当你的防护用品、食物、水或其他资源有富余时，帮助急需这些物品的人。

这个特殊的时期，我们站在一起，尽量保持轻松愉悦的情绪状态，利用天然的"疫苗"，一定可以度过这次新冠肺炎疫情。

（文汇报　作者：严超、张红冉、肖雯蕙　2020-02-18）

关于额温计的十大疑问，计量专家这么说

疫情期间，进小区、进公司、进商场，都需要被测量体温，市民针对红外额温计、耳温枪等器具的疑问也不少。记者就市民关心的问题采访了上海市市场监管局计量处专家，解答关于额温计的十个疑问。

问 额温计测量需要怎样的环境？

答 红外额温计的工作环境一般是 16 ～ 35℃。如果长时间在户外低温环境下工作，所得数值容易产生偏差。此外，一些红外额温计具有物温模式和体温模式，应确保红外额温计置于体温模式。

问 如何使用才能得到准确的体温？

答 为准确测量体温，红外额温计测量部位为被测对象从眉心到发际线的中点连线（也称额心）。测量距离应符合说明书的要求，距离为 1 ～ 5 厘米不等，确保没有头发、汗水、帽子等遮挡。重复测量时，先将红外体温计探测头移开，间隔 5 秒后再进行下一次测量。

问 为何测出的体温会忽高忽低？

答 被测者所在的环境会影响读数，有时会忽高忽低。比如，车内长时间开暖风、长时间在室外低温环境、剧烈运动后，都有可能导致额头表面温度暂时偏高或偏低。

ⓘ 测得的体温忽高忽低怎么办？

Ⓐ 当测得的体温忽高忽低时，被测对象应该等身体温度平衡后再进行测量。例如，快到测温点时关闭车内暖气，或在测温点下车测量；剧烈运动后，应休息几分钟后再进行测量。

ⓘ 额头测温总是不准，有其他办法吗？

Ⓐ 使用手持式红外测温仪，原则上应严格按照说明书进行操作，以保证量值准确；在身体不同部位进行测量，结果出现略微偏差是正常现象；在冬春季节，由于气温较低，在测量从室外进入室内的人员或在室外使用测温仪时，应测量被衣服或围巾包裹的部位（如手腕或脖子），这样能使量值更接近实际值。

ⓘ 若不具备室内测温条件，如何在低温室外测量？

Ⓐ 在低温室外测量时有两种方法。方法一：以未发热人群的测量温度为参考温度，将其作为基准，一旦出现明显高于基准温度的，立即进行二次测量。方法二：将温度不太高的暖宝宝贴在测温计外侧，帮助维持正常工作温度。

ⓘ 工业用红外温度计可以用来测量人体温度吗？

Ⓐ 工业用红外温度计不可以用来测量人体温度。因为通常工业用红外温度计的测量范围是 30 ～ 1000℃，在人体温度范围内测量误差大于 1.0℃，不适用于人体温度测量。

ⓘ 额温计使用多久需要校准？

Ⓐ 每把额温计的使用环境、使用情况不同，目前此类非强制检定的计量器具暂无统一规定，用户可根据使用频率和使用情况自行决定。如使用频率较高，可以相应缩短校准周期。

ⓘ 新买的额温计需要校准吗？

Ⓐ 一般来说，虽然经过出厂检验，但有的企业是逐批检验，加之运

输过程对产品的影响，最好在使用前进行校准，确保额温计的测量值准确、可靠。

🔘 如果有校准需求，如何送检?

🔘 上海市计量测试技术研究院正对在公共场所使用的额温计、耳温计、医用电子体温计开展免费检测，有需求的可以致电预约检测。但因目前检测需求较大，建议社区、商场、办公楼宇、园区等集体送检。

（新民晚报 作者：金旻矢 2020-02-18）

不出门、不下馆子，一日三餐怎么吃

不出门、不下馆子……新冠肺炎疫情期间，不少人发掘了自身的"厨神"潜质。那么，在家做饭如何安排自己的饮食，才能吃得更营养、更健康? 特殊时期如何避免出现食品安全问题? 轻症、重症患者又该如何提高免疫力? 这份"新冠肺炎防控膳食指南"将给你答案。

健康人群如何保证膳食平衡

要遵照膳食平衡原则，最大限度地满足人体营养和生理功能需要。一是食物多样、谷物为主，保证能量供应。二是多摄入蔬菜、水果、奶类和豆类，尽量多吃深色蔬菜，提高微量营养素和植物化学物的摄入。三是适量鱼、肉、蛋、奶，确保优质蛋白质类食物的摄入，不吃野味。四是少油、盐、糖，不抽烟、喝酒，减少炎症发生。五是吃动平衡、健康体重，在家里也要有至少半小时的活动。六是杜绝浪费。

一线工作者如何确保充足能量

一线工作者工作量大、压力大，处于应激状态，更需要营养的膳食和充足的能量。能量和营养充足、膳食平衡仍然是一线工作者的膳食基本原则。如果工作忙或膳食不足，可适当补充全营养素补充剂，或者奶粉、特医食品（特殊医学用途配方食品）等。每天额外口服营养以补充能量

400 ～ 600 千卡（1 千卡 ≈ 4.18 千焦），保证充足的营养供应。

轻症和康复期患者如何安排一日三餐

一是要保证能量充足，确保优质蛋白质类食物的摄入量，如瘦肉、蛋类、大豆、奶类、鱼、虾等。轻微症状也会使基础代谢率提高，能量、蛋白质充足是提高免疫力的基础。二是增加新鲜蔬菜、水果的摄入，尽量多吃深色蔬菜。三是适当增加富含单不饱和脂肪酸的茶油、橄榄油、菜籽油，这些都对炎症康复有好处。四是保证充足饮水量，水是营养素运输的载体和保持机体内环境稳定的必需物质，同时也有润滑呼吸器官的作用，白开水或淡茶水、菜汤、鱼汤、鸡汤等是不错选择。五是保持适量身体活动，三餐吃好，规律作息，保证睡眠。最后，如有进食不足，可考虑选用营养素补充剂、营养强化食品、奶粉等作为补充。

危重症患者如何进行营养治疗

很多研究证明营养支持和治疗对危重症患者的治愈非常重要。根据患者的机体总体情况、出入量、肝肾功能及糖脂代谢情况等，建议请营养医师或临床营养师在营养诊断的基础上，采用序贯营养支持的原则制定个体化营养方案。

如能进食，根据重症患者的实际情况，考虑少量多餐，每天 6 ～ 7 次利于吞咽和消化的流质食物，以蛋类、大豆及其制品、奶及其制品、果汁、蔬菜汁、米粉等食材为主，注意优先补充足量的优质蛋白质食物。病情逐渐缓解的过程中，可摄入半流质状态、易于咀嚼和消化的食物，随病情好转逐步向普通膳食过渡。如单纯依靠食物不能达到营养需求，可在医生或者临床营养师指导下，规范使用肠内营养制剂（特医食品）。

对于已经无法正常经口进食的危重症患者，可放置鼻胃管或鼻空肠管，应用重力滴注或肠内营养输注泵泵入营养液。一般经口营养无法开展时，首选肠内营养，需考虑通路建立及消化道功能酌情制定方案。若短时间内不能达标，则应及时开展全肠外营养或补充性肠外营养。在早期阶段给予推荐营养需要量的 60% ～ 80%，病情减轻后再逐步补充能量及营养素，直至达到营养目标。

老年人如何减少感染风险

老年人免疫功能减弱，慢性病、共病等基础性疾病的患病率高，是传染病的易感人群和高危易发人群。增加营养，食养食补是保证老年人健康、增强免疫力、减少感染风险、促进康复的基础。首先仍然是要保证平衡膳食，荤素搭配、粗细搭配，餐餐有蔬菜，天天吃水果；保证充足蛋白质摄入，增加全谷物、薯类、菌菇、酸奶等食物；主动少量、多次喝水。高龄和体弱、消瘦的老年人，要在三餐基础上增加 2 ~ 3 次加餐，可选用牛奶、鸡蛋、面包、水果等。

（新闻晨报 2020-02-18）

血浆治疗是新冠肺炎患者的"特效药"吗

人体血液由血浆和血细胞组成。其中，血浆占 55% 左右，主要作用有运载血细胞、维持并运输人体活动所需要的物质和废物等。献血，献的是全血，内含血浆及各种血细胞。献血浆是通过专用的血浆分离机，分离出血液中的血浆，再将血液中的血细胞回输给献血者。简而言之，献血浆需要经过"采血—分浆—回输"环节。单采血浆采用全自动单采血浆机，严禁手工采集；采浆机使用一次性耗材，严禁共用、混用、回收重复使用，安全可靠，不会出现二次感染等问题。自 1998 年我国卫生部实施单采血浆机进行血浆收集后，还没有因献血浆而感染疾病的报道。

为何新冠肺炎康复期患者的血浆有治疗作用？一方面，当病毒进入人体后，免疫系统会产生对抗病毒的保护性抗体。恢复期患者的血浆中含有大量抗体，可阻止病毒吸附细胞，对病毒起到对抗作用。另一方面，有些患者在感染疾病后，病毒激活了机体的免疫细胞，如果免疫系统被过度激活，将会失去控制，这就是所谓的细胞因子风暴。而恢复期患者的血浆中含有针对病毒的特异性抗体，可发挥免疫调节作用，在不引发细胞因子风暴的基础上直接起到控制病毒的作用。另外，血浆中含有丰富的白蛋白和免疫球蛋白，可为重症患者提供一定的支持治疗。

血浆中 90% 以上的成分是水，献血浆后适量补充水分，血容量很快就会恢复。因献血浆而丢失的抗体、补体等蛋白质成分，在保证营养均衡的饮食后，一般 2～3 天也可恢复。因此，即使是新型冠状病毒感染康复者，捐献血浆对身体也不会有明显影响，不影响康复。

那么，血浆治疗能否成为治疗新冠肺炎的"特效药"？现在说康复期患者的血浆是新冠肺炎的"特效药"还为时过早。血浆治疗的有效性虽然在"非典"和埃博拉病毒病患者身上得到了初步验证，在此次新冠肺炎临床救治中也显示了一定的疗效。但康复期患者血浆的获得并不容易，其疗效还需要进一步验证，故目前仅适用于危重症患者。

（"大众医学"微信公众号　作者：卢洪洲、孙美艳　2020-02-19）

防控疫情，需要对自来水加大消毒力度吗

防控新冠肺炎的过程中，有许多市民提出了和饮用水有关的疑问。近期一些研究也显示，暂不能排除新型冠状病毒可能存在的水介传播风险。新型冠状病毒是否会通过水体传播？疫情期间的自来水是否会"消毒过量"？还能放心喝吗？

目前，我们对新型冠状病毒的研究还在逐渐深入的过程中，新型冠状病毒是否会通过水体传播，尚无明确定论。根据已有的信息，新型冠状病毒有通过粪－口传播的可能性，而长期实践表明，人类和动物粪便是饮用水微生物污染的主要途径，因此暂不能排除新型冠状病毒可能存在的水介传播风险。

但是，自来水仍是现阶段最可靠、最安全的饮用水。上海作为国际化大都市，对出厂水的浑浊度控制十分严格，各水厂出厂水标准甚至比国家标准还要严格，可确保病毒基本没有残留。

此外，经过消毒处理，自来水中的病毒可被灭活。但不管有没有疫情，上海的自来水也必须消毒。消毒剂的选择和具体使用量，是根据原水水质变化情况而非疫情情况进行调节的。和疫情发生前相比，上海自来水厂近期的消毒处理方式并没有明显变化。上海的自来水出厂前，都要经过游离氯、氯胺的消毒处理，并严格控制游离氯消毒的 CT 值（消毒

剂有效浓度和有效接触时间的乘积，是重要的消毒工艺参数）不低于 15 毫克 / 升·分。只有确保出厂水中的消毒成分达到一定浓度，才能使自来水经过长距离"运输"（通过市政供水管网和众多的二次供水设施到达水龙头）后，水中的消毒成分不至于"衰退"到发挥不了作用（防止微生物复苏滋生）。这也是我国生活饮用水卫生标准规定，相关消毒剂与出厂水接触至少 120 分钟后，出厂水一氯胺（总氯）余量不得低于 0.5 毫克 / 升，管网末梢水一氯胺（总氯）余量不得低于 0.05 毫克 / 升的原因。

目前，上海市政供水管网余氯浓度一般控制在 0.8 毫克 / 升左右。从南方水中心 2018 年、2019 年对上海市宝山、杨浦和虹口三区的 5000 余家居民龙头水进行的 1.6 万余项抽检数据来看，居民龙头水总氯含量 100% 大于 0.05 毫克 / 升，确保了居民龙头水的生物安全性。

疫情当前，安全是第一位的，自来水中余氯含量较高，加上煮沸饮用，是自来水的"双保险"。需要指出的是，自来水中余氯只会影响自来水口感，并非"不安全"，网传"喝自来水等于喝消毒液"是无稽之谈。

（上观新闻 作者：陈玺撼 2020-02-19）

疫情防控期，不同年龄段的孩子这么吃

疫情防控期，家长们更多的是关心自家的小朋友如何能更好地提高免疫力，不被病毒侵扰。免疫力的提升离不开干净卫生的生活环境、丰富合理的饮食、充足的睡眠和适当的运动。此次疫情期间，家长们要有意识地培养孩子们自主进食和家庭分餐进食的良好习惯。

各位家长可以参考《中国居民膳食指南（2016）》中，按照平衡膳食原则设计的中国居民平衡膳食餐盘，给孩子安排每天的饮食。具体每个年龄段的小朋友该如何吃？又需要注意哪些方面？复旦大学附属儿科医院营养医师给爸爸、妈妈们支招。

6 月龄内婴儿母乳喂养建议
无感染或无疑似感染及没有医学观察要求的家庭中，建议给予纯母乳喂养。由于疫情管制而缺少外出、不能获得室外阳光暴露的婴儿，需要注意及时、足量（每天 400 ～ 800 国际单位）补充维生素 D（母乳喂养儿不需补钙）。因食物受限，乳母不能获得足够维生素 A 和胡萝卜素时，建议给婴儿补充维生素 A，以确保其肠道和呼吸系统的免疫能力。由于疫情管制而需要暂时母婴分离的婴儿，需要改为人工喂养，应选择适合的婴儿配方奶粉喂养。

7 ～ 24 月龄婴幼儿喂养建议

孩子满 6 月龄即可添加辅食，建议从富含铁的泥糊状辅食开始。母乳或奶类充足时不需补钙，需要补充维生素 D。2 周岁以前的婴幼儿继续母乳喂养。母乳富含免疫调节物质，对提高儿童抵御病毒能力有很大帮助。如果此前尚没有停止母乳喂养，对防控新冠肺炎疫情是非常有利的。6 月龄后母乳量不足或未能继续母乳喂养时，需按推荐量给予配方奶粉喂养。

2 ～ 6 岁儿童居家膳食建议

克服饮食习惯干扰，确保每日摄入适量的鱼、肉、蛋类食物。规律就餐，自主进食、不挑食，鱼、肉、蛋类在膳食满足人体对营养素的需要中占有重要地位，是儿童摄入足量蛋白质和微量营养素的保障，有助于儿童免疫系统发育成熟和发挥作用。确保儿童适量奶制品的摄入，奶类是儿童膳食的重要组成部分，建议优先选择营养强化的婴幼儿配方奶或强化维生素 A、维生素 D 等营养素的儿童牛奶，普通液体牛奶、全脂奶粉也可选择。必要时使用营养补充剂，对于饮食不佳的儿童，建议选择单一或复合含有维生素 A、维生素 D、维生素 C、维生素 B_1、维生素 B_2、维生素 B_6、铁、锌、硒及 DHA（二十二碳六烯酸）的营养素补充剂。

6 岁至不满 18 岁未成年人居家膳食建议

居家期间做到饮食规律、多样化，保证营养全面，并且做到清淡饮食，一日三餐的时间应相对固定。早餐提供的能量占全天总能量的25% ～ 30%，午餐占 30% ～ 40%，晚餐占 30% ～ 35% 为宜。居家期间，作息时间要规律，每天吃早餐，并保证早餐的营养充足。天天喝奶，要保证每天喝奶 300 毫升或相当量的奶制品，可选鲜奶、酸奶、奶粉或奶酪，以满足骨骼生长需求。居家期间做到足量饮水，6 ～ 10 岁儿童每天喝水 800 ～ 1000 毫升，11 ～ 17 岁儿童每天喝水 1100 ～ 1400 毫升，少量多次、足量喝水。不喝或少喝含糖饮料，更不能用饮料代替水，禁止饮酒。合理选择卫生、营养丰富的食物做零食，水果、奶类、大豆及其制品、坚果、全麦面包、麦片、煮红薯等都是很好的选择。两餐之间可以吃少量零食，不能用零食代替正餐。居家期间不应节食，做到不偏食、不暴饮暴食。

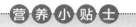

补充维生素D强壮骨骼

居家儿童由于此次疫情及冬天日照本来较少，无法通过阳光照射获得足量维生素D，应尽可能选择富含维生素D的食物，保持骨骼强壮。海水鱼、菌菇、蛋黄、动物性肝脏是非强化食品中天然维生素D的主要来源，维生素D强化食物主要包括部分谷物麦片、果汁、婴儿配方食品和奶类食品。必要时补充维生素D 补充剂。

补充维生素A保护视力

选择富含维生素A的食物，可维持正常视觉，防止视力减退。黄色水果（如柑橘）及黄、绿色蔬菜中均含β胡萝卜素，动物脂肪（如蛋黄、肝脏和鱼肝油）中也含丰富的维生素A。

（文汇 APP 作者：龚晓妍、钱甜 2020-02-19）

眼睛是感染新型冠状病毒的"入口"吗

面对来势汹汹的新型冠状病毒，不少人忧心忡忡。口罩可以有效保护口、鼻，那眼睛该怎么办？眼睛是否同口、鼻一样容易受到感染呢？

《新型冠状病毒肺炎诊疗方案（试行第六版）》指出，经呼吸道飞沫和密切接触传播是主要传播途径。首先要明确的是，该方案并没有认定眼睛的结膜是新型冠状病毒的主要传播"入口"。眼睛的结膜与口腔黏膜、鼻黏膜有共同点，但也有不同点。共同点是两者均为黏膜组织，易被病毒侵入。不同点在于口、鼻是直通呼吸道进入肺部，而进入结膜的病毒不会直接进入肺部。其次，进入眼睛的病毒首先会遇到泪液，泪液本身就具有稀释和抗病毒作用。所以，病毒飞沫入眼导致肺部感染虽在理论上存在可能，但这个可能性非常低，大家不必过于担心。

在医院，不少医护人员都佩戴了护目镜。那么，普通市民是否有必要佩戴护目镜或眼镜来防护呢？其实并不需要。

护目镜的主要作用是防飞溅，阻止大量病毒进入结膜。根据我国的分级防护制度，护目镜属二级防护，使用人群主要是隔离留观室和隔离病房的医务人员，相关检测、消毒、转运人员，以及大量密切接触患者的工作人员等。所以，普通人外出时无须佩戴护目镜。

（上海大众卫生报 作者：许迅 2020-02-25）

到底哪些动物不能吃

2020年2月24日，十三届全国人大常委会第十六次会议表决通过了关于全面禁止非法野生动物交易、革除滥食野生动物陋习、切实保障人民群众生命健康安全的决定。决定自公布之日起施行。决定对全面禁止食用野生动物是如何规定的，哪些野生动物不能吃？不能交易？

问 带鱼、黄鱼之类的东海海鲜，还能吃吗？

答 按照决定，鱼类等水生野生动物不列入禁食范围。像带鱼、黄鱼之类的东海海鲜，是野生动物，但不属于陆生野生动物，不在其列，可以放心吃。

问 花鼠、仓鼠、麝鼠等驯养野生动物，可以吃吗？

答 属于野生动物保护法明确禁止食用野生动物，不可以食用。

问 牛蛙也被列入禁食名录？

答 相关部门目前尚未发布相关禁食名单。

问 野猪、梅花鹿能吃吗？

答 属于野生动物保护法明确禁止食用野生动物，不可以食用。

问 猪、牛、羊等家畜，在禁止范围吗？

答 比较常见的家畜、家禽，如猪、牛、羊、鸡、鸭、鹅等，是主要供食用的动物，依照畜牧法、动物防疫法等法律法规管理，可以食用。

问 兔子、鸽子等人工养殖动物也在禁止范围吗？

答 列入畜牧法规定的"畜禽遗传资源目录"的动物，也属于家畜、家禽，对其养殖利用包括食用等，适用畜牧法的规定进行管理，并进行严格检疫。

问 到底哪些野生动物不能再吃了？

答 全面禁止食用国家保护的"有重要生态、科学、社会价值的陆生野生动物"以及其他陆生野生动物，包括人工繁育、人工饲养的陆生野生动物。其实只要记住一句话，所有陆生野生动物都不能食用，人工养的也不行，但家畜、家禽类除外。

问 养殖产业链受冲击了怎么办？

答 决定可能影响相关产业链，考虑到确实会对一些山区、偏远地区的养殖户产生较大影响，有些地方可能将其作为精准扶贫的产业，全国人大常委会要求地方政府加强引导，给予一定的经济补偿，协助转型或调整。值得注意的是，如果是科研、制药、展示的目的，经过严格审批，还是可以人工繁育，其他都禁止。

问 不在野生动物保护名录里的动物，可以食用吗？

答 即使动物不在野生动物保护名录里，人如果要食用也要经过必经的检疫程序，符合规定的标准才能进入市场销售、购买和食用。

（问）地下交易、自己捕食野生动物会受处罚吗？

（答）对于野生动物交易可能转入地下，现在是全过程打击，而且是严惩重罚，违法成本极高，这会极大地遏制地下市场的蔓延和发展。即使是自己抓的也不行，如果被发现并且说明不了来源，也是要被处罚的。

（问）非法贩卖、饲养、运输、食用野生动物将受哪些处罚？

（答）决定规定，严厉惩治非法食用、交易野生动物的行为，对违反野生动物保护法和其他有关法律规定，猎捕、交易、运输、食用野生动物的，在现行法律规定基础上加重处罚。对违法经营场所和违法经营者，依法予以取缔或查封、关闭。

目前，不能吃而又正在进行商业性经营利用的驯养繁殖野生动物大致有54种（最终以有关部门公布的名录为准）。

兽纲（14种）：	貉、银狐、北极狐、水貂、果子狸、野猪、梅花鹿、马鹿、花鼠、仓鼠、麝鼠、毛丝鼠、豚鼠、海狸鼠
鸟纲（25种）：	非洲鸵鸟、大美洲鸵、鸸鹋、疣鼻栖鸭、绿头鸭、环颈雉、火鸡、珠鸡、石鸡、蓝孔雀、蓝胸鹑、鹌鹑、鸡尾鹦鹉、虎皮鹦鹉、费氏牡丹鹦鹉、桃脸牡丹鹦鹉、黄领牡丹鹦鹉、白腰文鸟、黑喉草雀、七彩文鸟、橙颊梅花雀、红梅花雀、禾雀、栗耳草雀、金丝雀
爬行纲（6种）：	巴西龟、鳄龟、中华鳖、尼罗鳄、湾鳄、暹罗鳄

两栖纲（4种）：	中国林蛙、黑龙江林蛙、猪蛙、虎纹蛙

蛛形纲（1种）：	蝎子

昆虫纲（3种）：	双齿多刺蚁、大黑木工蚁、黄猄蚁

多足纲（1种）：	蜈蚣

（上观新闻　作者：王海燕　2020-02-25）

"抗疫有问题 新民来解答"系列摘选

🔘 家居用品要不要消毒，用什么消毒？

🅰 上海市预防医学学会会长吴凡：无隔离人员的一般家庭不需要特别的消毒措施，加强开窗通风，做好家庭卫生即可。日常可使用市售84消毒液（5%）与水按照1∶99的比例稀释后擦拭家具或拖地。勤煮碗筷、勤晒被褥，也是搞好家庭卫生经济、有效的办法。

🔘 出门需要戴手套吗？

🅰 上海市预防医学学会会长吴凡：最近出门，最好戴手套，尤其是乘坐公共交通工具的时候。手套没有特别的讲究，只要戴上即可。回家后第一时间还应彻底洗手，勿用污染的手接触眼、鼻、口。

🔘 邻居在家隔离观察，开窗通风时会不会有病毒飘进来？

🅰 上海市疾病预防控制中心传染病防治所消毒科江宁：一般地说，病毒颗粒飘过来的风险不大，但仍应尽量避免空气的直接流通，如窗对窗，又同时开的情况应尽量避免。

（问） 收"外卖"和快递，要不要消毒？

（答） 复旦大学附属华山医院感染科阮巧玲、刘其会：日常接收"外卖"和快递，物表残留病毒的可能性相对较低。如担心"外卖"或快递表面被病毒污染，可在打开包装后及时洗手，洗手前不要触摸自己的眼、口、鼻。另外，"外卖"或快递工作人员切勿带病工作，疫情期间，投递人员和接收者均应戴口罩，注意喷嚏礼仪。

（问） 隔离观察指定宾馆会影响周边居民吗？

（答） 上海市卫生健康委员会主任邬惊雷：比起让需隔离者在外流动，设置集中医学观察点更有利于保障市民的健康安全。且这些隔离者没有发烧、咳嗽症状，不是疑似病例。集中观察点实行严格消毒措施，生活垃圾做专门处理，能避免可能出现的交叉感染。

（问） 网上说高温能杀病毒，用电吹风强档吹手和口罩，有用吗？

（答） 复旦大学附属华山医院感染科阮巧玲：新型冠状病毒对热敏感，处于 56℃ 环境下 30 分钟即可被有效灭活，持续高温确实能杀死病毒。电吹风的风温可达 56℃ 以上，但风温不恒定，还存在吹散污染物的风险，作为防护手段并不科学。不如勤洗手和戴口罩来得方便、可靠。

（问） 头发会沾染病毒吗，回家是不是必须立即洗头？

（答） 上海市公共卫生临床中心主任医师沈银忠：没有必要。在公共场所的外界环境中，尤其是通风状态下，头发上基本不会沾染病毒，即使有病毒，量也极少，活性很弱，不太可能导致人体感染。

（问） 一个人开车时，不戴口罩有感染风险吗？内循环比外循环好吗？

（答） 上海市疾病预防控制中心传染病防治所消毒科江宁：一个人在空旷的地方开车，和一个人在空旷的户外差不多，风险不大。如果遇到堵车，很多人下车活动，人头攒动，还是应该注意一下，要根据现场情况进行评估。内循环与车外空气交换更少，从原理上说风险会更低一点。

问 出门晒太阳是否能杀死新型冠状病毒？

答 上海交通大学医学院附属瑞金医院呼吸科周剑平：想法虽不错，但不可行。目前明确的可以杀死病毒的方法是"56℃、30分钟"，或使用乙醚、75%乙醇、含氯消毒剂、过氧乙酸和氯仿等脂溶剂灭活病毒。因此，看到太阳切莫太激动，还要尽可能抑制住出门的冲动。外出务必戴好口罩，做好自我防护比晒太阳更"靠谱"。

问 买回餐饮店的熟食后，能直接吃吗？

答 上海市疾病预防控制中心危害监控所食品安全科主任刘弘：疫情期间，买来的熟食最好重新烧制后再食用。此外，还应减少外出就餐，避免参加大型集体聚餐活动，避免到就餐人员密集、通风不良的餐饮场所就餐；订购"外卖"，需查验食物是否已密封盛放或使用"食安封签"；自行加工食物和用餐前要勤洗手，肉、禽、蛋等食物一定要烧熟、煮透。

问 有人说额温枪测体温有交叉感染的风险，是真的吗？

答 上海交通大学附属第一人民医院呼吸科张旻：不是真的。额温枪的原理是红外测温，设备不与被检测者发生接触，没有接触传播风险。而且，检查人员也会定期擦拭消毒额温枪，即便有少量病毒黏附，在测温时被感染的风险也微乎其微。

问 要去上班了，是否需要和家人隔离？

答 同济大学附属第十人民医院感染科张博佳：一般情况下，只要我们做好正常防护，坚持戴好口罩，保持手卫生，注意通风，就基本没问题。回到家以后：脱去外衣→悬挂在门口或通风处→洗手→摘口罩→洗手（有条件尽可能洗澡）→更换居家服，同时注意鞋底和门把手消毒。做到这些，感染病毒的概率很低，不需要特别隔离。如果有老人、孩子，家里又具备条件，分开隔离更为稳妥。

问 怎么戴口罩才能节约又有效？

答 上海市健康促进中心主任吴立明：只能重复佩戴自己使用过的口

罩，每次使用后，将口罩置于清洁、干燥通风处，或单独放在清洁透气的袋中，避免被污染。要适当控制重复使用的次数，不应过多。如果戴口罩去过医疗机构，或近距离接触过有发热、咳嗽症状者等，应当立即丢弃。"闷"在家里更重要，不仅可以减少感染风险，还可以节约口罩。

问 坐公交或地铁，可以靠在柱子或椅背上吗？

答 上海市健康促进中心主任吴立明：坐车不可避免地要接触座椅、拉手、拉杆，不需要太过恐慌。做好防护，戴好口罩。不确认手是否清洁时，切勿触摸眼、口、鼻。到家后，将外套脱下，挂在门口或通风处，及时、认真地洗手即可。

问 如果空气质量不好，还能开窗通风吗？

答 上海交通大学医学院附属瑞金医院呼吸科周剑平：疫情期间，室内经常通风很有必要，这个原则永远不会变。如果当天空气质量不好，可以适当减少持续通风时间，但可以增加通风次数，切不可完全不通风。

问 收到的现金，需要消毒吗？

答 普陀区疾病预防控制中心消毒科张亮：医院收的现钞可以用紫外线照射正、反面各 30 分钟。老百姓正常交易的现钞无须特殊消毒，但要注意不要将现钞随意放在口袋、包里，最好可以放在固定的地方，如钱包。不管有没有疫情，接触过现钞后都不能直接吃东西、用手揉眼睛，应当立即洗手。

问 特殊时期，草莓、车厘子怎么吃，是否需要额外清洗？

答 上海市疾病预防控制中心危害监控所食品安全科宓铭：不摘掉草莓蒂，用流动清水冲洗掉泥污。用小苏打水（2%）、淡盐水（0.5%）或淘米水浸泡 5 ～ 10 分钟。再用凉开水或纯净水冲洗一下，摘掉草莓蒂。车厘子同理。要注意，不要将新鲜蔬果放置太久，尤其是表皮娇嫩和已有碰伤、破损的，否则容易腐败变质。处理生食和熟食的用具（刀具、餐具、砧板等）要尽量分开。

问 吸烟的人不容易得新冠肺炎吗？二手烟会增加感染风险吗？

答 复旦大学公共卫生学院郑频频：吸烟预防新型冠状病毒之说是无稽之谈。从以往的研究来看，吸烟可以降低呼吸道的抗病能力，并使发病者的病情加重。在过去的"非典"及中东呼吸综合征（MERS）中，吸烟者患病，死亡率更高，使用呼吸机的比例更高，预后更差。所以，吸烟者更需警惕发生新冠肺炎的风险。新型冠状病毒是会否通过气溶胶传播尚待确定，二手烟本身就是一种气溶胶。尤其在狭小的空间内，一旦有病毒存在，可能附着在二手烟的细小胶体颗粒，悬浮于空气中，增加了病毒传播风险。

注：以上内容均根据采访记录整理

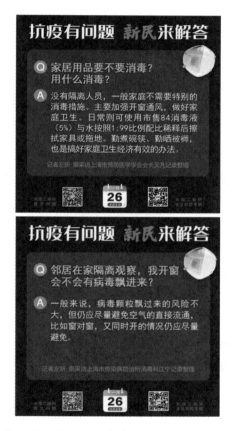

（新民晚报新民网 作者：左妍 2020-01-26 ～ 2020-02-26）

疫情防控市民心理疏导 18 问（摘选）

新冠肺炎疫情给"宅"在家抗"疫"的人们带来了或多或少的心理压力，为此，上海市精神卫生中心发布了"疫情防控市民心理疏导 18 问"，摘选如下。

（问）在小区做志愿者，有时会遇到不顺心的事，家里人劝我别去了，我觉得他们都不理解我，该怎么办？

（答）允许负面情绪适度宣泄，不要憋着；和家人好好交流沟通；也可以向亲朋好友倾诉；积极地自我对话，肯定自己的价值。

（问）疫情防控以来，我和同事一直加班工作，最近突然吃东西没胃口、晕眩头痛、睡不好，是不是身体出问题了？

（答）建议适当调整工作量，注意休息；可以做一些放松练习，比如冥想、正念；如果仍无改善，可以寻求专业医生的帮助。

（问）我是一名孕妇，每天都很慌，应该如何调适？

（答）首先，要理性接纳。其次，要营造安静、舒适的环境。除产检外，尽量不要外出。第三，要合理安排生活。保持规律作息，学习一些孕期知识，做适当的家务和居家运动。寻找情感支持，可以跟家人、朋友倾诉，或寻求专业人员支持，及时排遣不良情绪。

（问）我们小区有人确诊了，还是我们楼的，好恐慌，怎么办？

（答）第一，检查现实问题对自己的威胁有多大，并找到应对措施。做好个人的防护很关键。第二，做一些感兴趣的事情分散注意力。第三，与其担心还没发生的事情，不如先享受当下的生活。

（问）最近出不了门，大人、小孩都很烦躁，我经常失去耐心，和孩子的争执比平时更多了，怎么办？

（答）一要善于倾听，跟孩子共同去解决一些问题。二要善用言语技巧，尽量描述事实，多给孩子积极的回应。三要多多换位思考，互相理解和体谅。四要给孩子多留些"独处"的空间，不要整天把注意力集中在孩子身上。

（问）我是一个老年人，平时习惯每天外出散步，现在家人不让出门，觉得很不习惯。

（答）多与家人交流沟通，听听他们的看法和建议；合理安排自己的生活；利用微信视频、电话等与亲戚朋友进行沟通和交流，排解郁闷情绪；做一些适合自己的居家运动。

（问）疫情期间，有亲人去世，要不要告诉小朋友？

（答）要及时、简洁、清晰地告诉小朋友亲人去世的消息。让情绪稳定的成年人照顾儿童的生活。每天留出亲子时间，给予儿童聆听、肯定和回应，教儿童表达情绪、放松减压。避免将自己的情绪转嫁给孩子，避免制造更多的伤害。

（问）最近一有风吹草动，我就担心自己染上了新冠肺炎。去医院做了检查，结果是阴性，我还是控制不住焦虑，晚上睡不着，怎么办？

（答）疫情期间，这种恐慌较普遍。遇到这种情况时，一是要通过官方平台了解新冠肺炎的相关知识；二是及时寻求援助，在交流过程中可以互相帮助；三是要学会放下，学会放松，告诉自己不可能面面俱到。

（问）我平时很坚强，最近不知道为什么，总是动不动就很想哭，该怎么办？

（答）这是我们的潜意识在"作怪"。可以试着学习自我定位，问问自己：我是谁，我为什么存在于这个社会……给自己设立一个问题库，把这几个问题想透了。如果出现一些极端想法，则需要寻求专业帮助。

（问）最近，我每天都要洗手十几遍，总是控制不住自己，怎么办？

（答）这是一种强迫行为，其实是可以主动控制的。在平时的生活中，主动地去控制自己的行为。如果你发现自己无法控制，则要借助家人帮助监督。如果情况仍然严重，需要向专业人员寻求帮助。

(问) 近期，夫妻俩都"宅"在家，抬头不见低头见，动不动就吵架，怎么办？

(答) 建议从现在开始，夫妻之间建立一种特定交流行为，如每天两人对视 5 分钟；如果两个人都想改变，可以趁着这段时间多聊聊，说一说共同的目标、有什么困难、将来的需求和希望；交流也是一种互动艺术，要多培养和学会说话的技巧。

(问) 以前孩子白天在幼儿园，就晚上带一带他，现在一天 24 小时带着他，快被"神兽"逼疯了，怎么办？

(答) 其实可以正好趁着这个机会，立一个家庭的规矩，告诉孩子什么时间该做什么事。另外，如果孩子想玩，就让他玩"透"，陪他玩。当然，无论如何，每天要留给自己独处的时间。

（新民晚报　2020-03-01）

居家清洁卫生"四字诀"：
健康防疫的"硬核实力"

抗击新冠疫情不仅要在家屏得牢，更要注重养成清洁卫生良好习惯，掌握"搞、堵、动、学""四字诀"，当好自己健康的第一责任人！ 2020年 3 月 1 日起，上海市爱国卫生运动委员会、上海市新冠肺炎防控工作领导小组环境整治组在全市开展为期 1 个月的春季爱国卫生运动，当天上午通过"东方网"开设 2020 年"春季病媒生物防制和科学开展预防性消毒"网络直播课，超过 60 万人收看。

同时，上海市爱国卫生运动委员会为广大市民送上了"居家清洁宝典"，改善身边环境卫生、清除四害孳生场所，携手打赢疫情防控的人

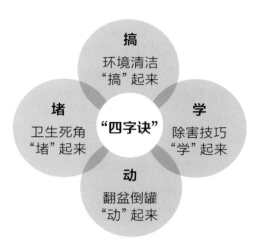

民战争。疫情下，我们要继续"宅"、继续闷，更要养成清洁卫生良好习惯，牢记"搞、堵、动、学""四字诀"：

环境清洁"搞"起来，"宅"在家里可以开展卫生大扫除，清洁锻炼两不误。

卫生死角"堵"起来，室内外不堆积杂物，并妥善储存食物、及时清倒垃圾，封堵所有直径大于0.6厘米的孔、洞、缝，使老鼠"入室无门"。

翻盆倒罐"动"起来，清除各种积水和积水容器，水培植物每隔7天换水洗瓶，控制蚊虫孳生，房间适时安装纱门纱窗。

除害技巧"学"起来，掌握两个小窍门——拍蚊子需"上下合击"，捕鼠器要"延墙摆放"。

另外，不共用水杯、浴巾等生活用品，倡导使用公筷公勺；潮湿环境容易滋生细菌，室内应注意通风、保持干燥。居家生活养成良好卫生习惯，这也是防控疾病的"硬核实力"。健康在于自律，习惯在于坚持，希望大家行动起来，人人参与，共同构筑群防群控、联防联控的严密防线，早日打赢这场疫情防控的人民战争。

（文汇APP 作者：唐闻佳 2020-03-03）

疫情期间买水果、吃水果有讲究

吃水果补充维生素，是不少人的健康选择，但你知道疫情期间怎么买水果、洗水果才是最安全的吗？日前，上海市果品行业协会推出了一份安全指南。

上海市果品行业协会表示，在疫情期间，对于商家来说，应该停止水果店里的各种"试吃"服务；一律整只出售，不得切开、拆零；停止瓜果榨汁、甘蔗削皮；浆果类水果（如草莓、桑葚等）应事先分装、密封后销售。而对于消费者来说，去店内购买水果，应该戴好口罩，挑选时要戴手套；付款排队等候时，人与人之间要保持一定的距离；尽量使用支付宝或微信等无接触支付方式。那么，买回家的水果应如何清洗？上海市果品行业协会提醒务必做到以下几点。

（1）流动水冲洗。在冲洗的过程中，手要不停搓动水果。用淘米水、面粉水清洗，能增加水与果蔬表面的摩擦，提高农残去除效率。

（2）盐水浸泡。用稀释后的淡盐水浸泡能起到一定的杀菌作用，还能去除寄生虫和农药残留。用碱水浸泡，则能使酸性农药在碱性条件下更容易分解。

（3）高温浸泡。病毒不耐高温，所以我们也可以使用开水或70℃以上的热水浸泡水果3分钟以上。但是高温浸泡可能会影响水果的口感。

（4）微波炉加热。水果削皮后放入微波炉中加热半分钟左右，可以有效杀死病毒。

（5）放置通风处。刚刚买回家的水果，可以放置在阳台或相对通风的地方，放置一两天后再吃比较安全。

（新民晚报 作者：张钰芸 2020-03-03）

分餐与合餐，饮食文化的演变

2020年2月23日，上海市精神文明建设委员会办公室（以下简称"市文明办"）等单位向市民发出倡议，让每一张餐桌上的公筷公勺成为健康上海的新时尚。讲人情味、喜欢团聚是中国人的传统，围桌合餐，其乐融融。新冠肺炎疫情发生后，使用公筷公勺、分餐制等倡议提上日程。其实，我国分餐制的历史可以上溯至远古时期。我们从何时开始采用合餐制？饮食文化是如何演变的？

分餐"以礼而食"见阶层
在市文明办写给上海市民的《关于使用公筷公勺的倡议书》里提到，

合餐制易带来疾病传播，筷来箸往为病菌扩散打开"方便之门"，不少人幽门螺杆菌阳性就是最好的实证，飞沫传播和接触传播更是新冠肺炎传播的主要渠道。

其实，我国饮食方式最早的雏形就是分餐制。早在中国上古时代，商周秦汉时期，无论从壁画还是文献中，我们都能看到古代人讲究分餐的排场。据史料记载，商周时期国人席地而坐、凭俎案而食。在古代出现这种用餐制度，与严苛的封建礼仪和阶级制度有一定关系。封建王朝君臣宴乐之时，按照不同等级、身份配置不同的餐具以及餐食。而且，不同等级或身份的人不能同桌共食，分餐制就是在这种前提下衍生的。

先秦时期，儒家提出"夫礼之初，始诸饮食"。由儒家学派提出的"礼仪"以及"长幼尊卑"观念，对分餐制有重要影响。

饮食丰富交融渐成合餐

到了唐宋之后，突然之间，"吃饭"变成一件更加热闹的事，"以礼而食"逐渐被共同用餐的文化取代。

唐代时期，由于国力强盛，附属国非常多，这就为唐朝的多民族发展提供了必要条件，而在多民族交流之中，饮食礼仪也在逐渐发生变化。由于少数民族地区生活条件有限，所以基本上采用合餐制，而这种用餐文化或者习俗也传入了唐朝。但这种合餐制的风俗仅限于普通人家，条件比较好的家庭，或者王公贵族，依然实行分餐制。

追根溯源，合餐制真正发展起来是在宋代。从分餐到合餐的转变，与人口的增长、生产力的提高和饮食的丰富性都息息相关。中国人口在宋代大幅度增长，从 3000 万翻了两番，首次破亿。

"市井饮食"的发展也让合餐逐渐成为国民的习惯。不同于唐代，宋代都城废除了坊市分割，开封成了中国古代第一个敞开型的城市，热闹的夜市有时持续通宵。无论贵胄还是平民，都能各得所需。分餐制虽然卫生，但主要显示了等级差别，地位越高者食案上饭菜数量越多。随着技术进步、生活的丰富性以及观念的转变，加之宋代家具也一变为高桌大椅，成为百姓家中的必备用品，大家围坐一桌，气氛更加温暖，而且可供选择的菜品逐渐增多，这些都促成了共器共餐的合食制成为宋代主流饮食方式，延续至今。从某种意义上来说，合餐制代替分餐制也是民俗文化发展的一种表现。

一筷一勺见文明

自宋代以来，饮食逐渐成为情感交融和人情交际的方式。到了明清时期，分餐制依然长存于宫廷之中，皇帝所举办的许多筵席上，虽然食物菜品远较秦汉丰富，但形式上还是分人、分桌、分盘食之。随着社会不断发展和进步，分餐制所表现的尊卑关系越来越淡化。中国的饮食文化发展至今，形成一种以合餐制为主流、兼容分餐制的包容文化。

2003 年，"非典"疫情的突然来袭，让人们反思餐饮方式该如何改进，分餐制又走进了百姓生活。当时，全国多个省市出台文件，建议餐饮业以及家庭内部实行分餐制。但餐饮文化是一个国家和民族在长期历史条件下形成并保留下来的生活习惯和文化传统，热点事件过去后，分餐制又被人们所淡忘。

今年的新冠肺炎疫情，再次让我们思考推广分餐制、使用公筷公勺的必要性。市文明办等向市民发出相关倡议后，上海 100 家餐厅承诺：全面提供、倡导、使用公筷公勺，在有条件的餐厅为客人提供分餐分食制。疫情过后，不管是在酒店还是家庭内部，餐饮用具、食材种类、烹饪方式等都会发生改变。

安全用餐非小事，一筷一勺见文明。推广分餐制、使用公筷公勺，是对自己的健康负责，也是对他人的尊重和关爱。

（解放日报 整理：彭薇 2020-03-09）

天热了，新冠肺炎会像"非典"那样消失吗

随着气温的逐渐升高，新型冠状病毒会不会像当年 SARS 病毒那样突然消失？世界卫生组织卫生紧急项目执行主任迈克尔·瑞安近日表示，尚无证据表明新型冠状病毒会在夏季自行消失，各国仍需全力抗击新冠肺炎疫情。

对于这个公众关注的问题，上海专家怎么看？记者采访了上海医疗救治专家组组长、华山医院感染科主任张文宏和华山医院感染科副主任医师王新宇。他们与世卫组织官员的观点基本一致，并介绍了这方面的呼吸道传染病知识。

大多数冠状病毒不会被"热死"

张文宏和王新宇表示，目前，难以预测新型冠状病毒是否会随着气温的升高而消失，因为它对人类来说是一种全新的病原体。迄今为止，有7种可以感染人的冠状病毒，其中4种（229E、NL63、OC43和HKU1）会引起普通感冒等较轻症状，另外3种引起的症状较重，它们是SARS冠状病毒、MERS（中东呼吸综合征）冠状病毒和新型冠状病毒。这7种冠状病毒中，只有SARS冠状病毒在2002年秋季至2003年春季大范围流行后，到2003年夏季基本消失，而其他6种病毒则一直在人世间存在。

除了冠状病毒，引发呼吸道疾病的流感病毒也可以跨季节流行传播。张文宏以2009年在美国暴发的甲型H1N1流感为例，它的流行持续1年多时间，跨越了2009年夏季，直到2010年8月，病例数量才大幅下降。

由此可见，我们希望新型冠状病毒在2020年夏季消失的愿望是美好的，但没有科学依据支持这种愿望。瑞安在日内瓦举行的例行记者会上说："我们尚不清楚新型冠状病毒在不同气候条件下的活动和表现。"面对这种未知，公众和政府千万不可盲目乐观、掉以轻心。

夏季发病率降低原因有三

"当然，冬春季是呼吸道疾病的高发季节，到了夏天，发病率往往会下降。"王新宇说。究其原因，可能有以下三个方面。

一是气温升高后，病毒在体外的存活时间可能会缩短，其传染性也随之降低。以往针对SARS冠状病毒的研究表明，温度和湿度越高，病毒失活越快。

二是随着气温升高，人们在室内会多开窗，长时间处于通风环境中，新鲜空气会大大稀释可能存在的空气中的病毒颗粒，使得病毒不会像冬季那样，在密闭环境中大肆传播。而且到了夏季，人们的户外活动时间会大幅增加，人与人近距离接触的机会相对减少。"所以预防新型冠状病毒病的一个重要办法，是把所有的窗子都打开，拼命通风。"张文宏说，"比如在泰国，这种病毒的蔓延就比较困难。"

第三个原因，有点让人意想不到。张文宏说，呼吸道传染病的大规模暴发流行通常起于冬季，经过几个月的流行和防控，流行的高峰过后，恰巧到了夏季，因此观察到病例数量大幅下降。"所以在很多疫情中，这是时间上的巧合。一般你很难区分什么是科学，什么是巧合。要区分这两者，流行病学专家的传染病动力学研究才是至关重要的。"

呼吁公众保持良好卫生习惯

经过这番分析，张文宏和王新宇表示：新型冠状病毒未必会在夏季自行消失，其发病率则可能下降。

基于此，他们呼吁公众保持良好的卫生习惯，如打喷嚏时要用手臂遮挡，以防病毒的飞沫传播；外出回来、饭前便后要用清水和肥皂及时洗手，以减少病毒通过接触传播的概率。上海等大城市的居民更应注意个人卫生，因为大城市的交通设施、商场超市往往人流量较大，人群集聚度高的密闭空间较多，更加容易引发疾病传播。

政府方面，他们建议进一步加强对新冠肺炎、流感等各种呼吸道传染病的监测，做到关口前移、及时预警。同时，根据中央精神，各级政府需不断完善疫情防控预警预测机制，更好应对重大传染病和生物安全风险。

（上观新闻 作者：俞陶然 2020-03-09）

新冠肺炎防控健康科普 50 问

疫情防控是一场人民战争，每位市民都是这场战"疫"的参与者。眼下，疫情防控正处于关键阶段，尚不到松懈之时，更不能麻痹大意。随着本市复工复产有序推进，无论是办公楼、街道上还是地铁站，现身公共场所的市民日渐增多。于是，各种"怎么办"也接踵而至。

须知，有效的防护举措必须建立在科学认知的基础之上。只有加强对新型冠状病毒防疫知识的学习，才能在非常时期建立起科学、健康的生活方式。由上海市健康促进中心推出的 "疫情防控市民健康科普 50 问"，整理了关于上班、生活如何应对疫情的 50 个权威问答，从日常防护、通勤、办公、消毒、求医问药五个方面，做了详尽而富有操作性的回答，相信会对大家有所帮助。

日常防护篇

⊙ 新冠肺炎病例越来越少，是否可以出门活动了？

Ⓐ 疫情防控形势依然严峻，出门活动依然有风险，市民们不能有麻痹思想、松懈情绪，还是要做好个人防护，不串门、不聚集、少外出，外出一定要戴口罩。

⊙ 室外温度较低，是不是可以不开窗通风？

Ⓐ 开窗通风是降低新型冠状病毒感染风险的重要手段。每天至少开窗通风 2 次，每次 30 分钟以上，确保室内外空气充分流通和交换；通风时请注意保暖。

⊙ 在户外必须佩戴口罩吗？

Ⓐ 在人少空旷处或独自驾驶车辆时，可以不佩戴口罩。

⊙ 日常生活中是否需要佩戴护目镜？

Ⓐ 病毒飞沫入眼导致肺部感染可能性非常低，普通市民外出时可不用佩戴护目镜。但仍应与人保持一定距离，不用手揉眼睛。

⊙ 出门需要戴手套吗？

Ⓐ 可以通过戴手套降低接触传播风险，但戴不戴手套都要勤洗手。

⊙ 特殊时期应注意哪些食品安全问题？

Ⓐ 通过正规渠道采购食品，不要购买来源不明的食材；注意生熟分开、烧熟煮透，坚决不食用野味。

⑩ 新型冠状病毒会附着在蔬菜和水果上造成传染吗?

⑧ 这种情况的发生概率很低。食用前先用流水清洗,建议蔬菜不要生食,水果尽量削皮。

⑩ 接收快递应注意什么?

⑧ 做好个人防护,处理包装后及时洗手。

⑩ 小区里有重点地区来沪人员,会传染吗?

⑧ 不必担心,专业机构和社区会对相关人员做好隔离健康观察,并落实相关消毒措施。

⑩ 新型冠状病毒会通过蚊子叮咬传播吗?

⑧ 到目前为止,没有证据表明新型冠状病毒会通过蚊子叮咬传播,但仍应做好防蚊、灭蚊工作。

通勤篇

⑩ 疫情期间,哪种出行方式最安全?

⑧ 做好个人防护就可以安全出行;如果距离较短,建议步行或骑行。

⑩ 乘坐公交时,如何做好防护?

⑧ 上车先扫"防疫登记二维码"。全程佩戴口罩,候车与乘坐时尽量与他人保持一定距离。适当打开车窗,不交谈,少触碰车内物品,注意咳嗽和打喷嚏礼仪。

⑩ 在乘坐公交、地铁时不可避免触碰扶手等,会不会有风险?

⑧ 不用过于担心,记得乘车时不要用手触摸眼、口、鼻,下车后及时洗手,或随身携带免洗手消毒液进行手卫生。

⑩ 乘坐地铁有哪些注意事项?

⑧ 提前查看车辆运营信息,减少候车时间;尽量错峰出行,全程佩

戴口罩；上地铁先扫"防疫登记二维码"；排队时与他人保持一定距离，有条件时分散站立，少触碰车内物品，下车后及时清洗双手。

问 新型冠状病毒会不会通过地铁票传播？

答 概率极低。上海地铁启用了备用车票，确保当日单程票只使用1次，不再循环，并会对地铁车票进行消毒。最好使用个人交通卡或手机APP支付。

问 乘地铁发现有人摘下口罩怎么办？

答 如发现有乘客未佩戴口罩，请提醒；如对方仍未正确佩戴，可联系车站工作人员或拨打上海轨道交通服务监督热线"64370000"或拨打"110"。

问 搭乘出租车需要注意什么？

答 司机和乘客都要佩戴口罩，后排就座，开窗通风，记得扫"乘客登记二维码"；尽量使用手机APP支付，下车后及时洗手。

问 骑共享单车应如何防护？

答 骑行前可用75%酒精棉球或消毒湿巾擦拭车把手，也可佩戴手套；骑行时与他人保持距离，不要用手触摸眼、口、鼻，抵达后及时洗手。

问 私家车需要消毒吗？

答 一般情况下，私家车无需消毒处理，做好通风即可。

问 搭乘单位班车如何防护？

答 按指定位置就座，尽量留有间距，戴口罩，不交谈。

办公篇

问 发热还可以上班吗？

答 如体温异常应居家休息，及时报告单位，及时到医院就诊。

㉠ 乘坐电梯应如何防护？

㈠ 佩戴口罩；等候电梯时与他人保持一定距离，不交谈；触摸电梯按钮后应及时洗手，没洗手不摸眼、口、鼻。

㉠ 办公时需要戴口罩吗？

㈠ 多人办公时应佩戴口罩，并尽量保持 1 米以上距离。

㉠ 办公室环境需要消毒吗？

㈠ 一般不需要；应保持空气流通，每天至少开窗通风 2 次，每次 30 分钟以上；通风时请注意保暖。

㉠ 办公物品需要消毒吗？

㈠ 可经常使用 75% 酒精棉球或消毒湿巾对键盘、鼠标和电话等常用的办公物品进行擦拭消毒。

㉠ 参加现场会议应如何做好防护？

㈠ 控制会议时间和规模，会场注意通风；参会人员全程佩戴口罩，座位保持一定间距；如使用话筒，结束后可使用 75% 酒精棉球或消毒湿巾进行擦拭消毒。

㉠ 就餐时有哪些注意事项？

㈠ 错峰就餐，排队时与他人保持一定距离；尽量打包后带回办公室单独进餐。食堂内保持间距就座，尽量不要面对面坐，不摸手机、不交谈；吃饭前最后一刻摘掉口罩，吃完饭后尽快佩戴。

㉠ 和同事讨论工作时如何防护？

㈠ 尽量通过电话、网络进行沟通；当面交流应佩戴口罩，并适当保持间距；传阅纸质文件后尽快洗手。

问 如何做好外来人员的管理？

答 应进行体温检测，并做好访客登记；推荐使用"随申码"核验健康信息；交流时双方都要佩戴口罩。

问 每天下班回家都需要洗头吗？

答 一般不需要；只要正常清洗即可，过于频繁反而会伤害头发；外出也可以选择戴帽子。

消毒篇

问 居家环境应如何消毒？

答 一般不需要对室内环境进行消毒，经常通风和定期打扫即可；门把手、灯具开关、遥控器等物品可用 75% 酒精棉球或消毒湿巾进行擦拭消毒。

问 家用空气净化器能不能杀灭新型冠状病毒？

答 常见的家用空气净化器通过吸附作用过滤空气污染物，一般没有杀灭病毒功能，也不一定能过滤病毒。使用空气净化器能改善室内空气质量，但也需定时开窗通风。

问 如何对手机进行消毒？

答 可用 75% 酒精棉球或消毒湿巾擦拭消毒，消毒时从上到下沿着同一方向轻轻擦拭手机表面，记得屏幕、背面和侧面都要擦拭。

问 回家后怎样对外套消毒？

答 一般不需要，尤其不要用 75% 酒精进行喷洒消毒；外套应挂在通风处，勤换洗、常晾晒。

问 鞋子应该消毒吗？

答 一般不需要对鞋子进行消毒，建议回家后在门口换鞋，并放置在通风处。

问 需要经常用消毒剂进行手部消毒吗?

答 一般不需要。日常采用"流动水 + 洗手液(肥皂)",按七步法要求正确洗手即可。不便于洗手时,可临时使用免洗手消毒剂保持手卫生。

问 口罩能用 75% 酒精消毒后重复使用吗?

答 不能,会影响口罩的防护效能。

问 卫生间里的干手器能杀死新型冠状病毒吗?

答 不能,干手器只能用于手清洗干净后的烘干。

问 小区门口的消毒通道有必要吗?

答 没有必要,过度消毒也是毒。

问 含氯消毒剂怎么使用才科学?

答 根据消毒对象,按说明书要求进行配制;建议佩戴口罩和手套;不要和洁厕灵等清洁剂混合使用;盖子拧紧后存放在低温、阴凉及儿童不易触及的地方。

求医问药篇

问 如果有发热症状,是否有线上咨询的途径?

答 可拨打本市发热咨询热线"33672885""33682885",通过"新冠工作室"微信小程序和各家医院开通的互联网在线咨询服务获取相关资讯。

问 出现发热或可疑症状,就医途中应该怎么做?

答 全程佩戴医用外科口罩或 N95 口罩,尽量避免乘坐公共交通工具,尽可能与他人保持 1 米以上距离。

问 去医院就诊应如何准备?

答 医院门诊实行"全预约就诊",提前关注开诊信息,分时段预约挂号,错峰就诊。对预约有困难的老年患者,医院提供现场服务和帮助。

（问）在医院就诊过程中应如何做好防护？

（答）全程佩戴口罩，配合体温检测和健康询问；尽量少接触公共物品，避免用手触摸眼、口、鼻；及时洗手，可携带免洗手消毒液，随时保持手卫生；排队时与他人保持一定距离，尽量减少在院时间。

（问）就医后回家要怎样做？

（答）回家后立即更换衣物并用"流动水 + 洗手液（肥皂）"认真洗手，佩戴的口罩应弃用，并注意自我健康观察。

（问）孕妈妈如何就医？

（答）产检应前往建档医院；如非产检，尽量就近就医。定期产检很必要，即便疫情期间也要重视每一次产检。孕妇如出现发热、乏力、干咳、鼻塞、流涕、腹泻等症状，且本人 14 天内有疫情高发区旅游史、居住史或与确诊患者有密切接触史，应去指定医疗机构尽快就医。

（问）疫情期间疫苗接种怎么办？

（答）应根据接种门诊新预约通知前往，或主动向门诊预约接种日期；犬咬伤患者，应立即前往本市犬伤处置门诊接受规范处置。

（问）慢性病患者在使用"长处方"药物时有哪些注意事项？

（答）认真了解关于药品储存、规范用药、病情监测等信息，如出现不适，应及时咨询家庭医生或就医。

（问）抗生素是否能预防新型冠状病毒肺炎？

（答）不能。抗生素不仅没有预防效果，滥用还可能会引发药物不良反应，导致耐药性等问题。

（问）有预防和治疗新冠肺炎的药物吗？

（答）到目前为止，还没有专门用于预防和治疗新冠肺炎的药物。

127

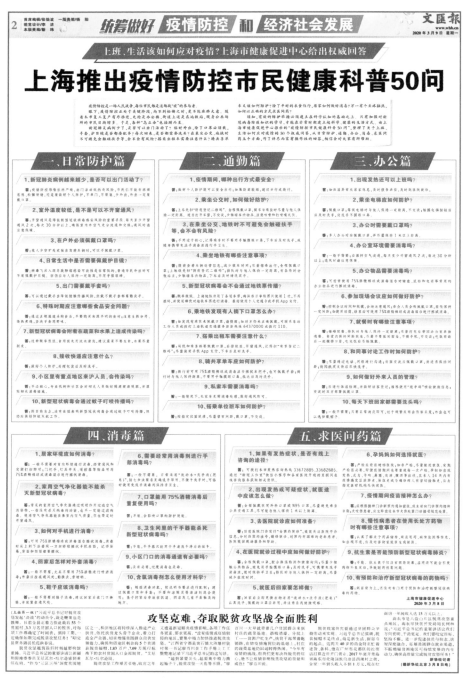

（文汇报 作者：上海市健康促进中心 2020-03-09）

中药茶饮方如何预防新冠肺炎

面对这次突如其来的新冠肺炎疫情，有些人听着不断传来的各种好消息，开始放松了警惕，但是上海交通大学医院附属同仁医院中医科主任陈越提醒，此时警报仍未解除，出门仍要戴口罩、勤洗手。这病毒可怕之处在于身边的人容易在不知情的状态下"中招"，且世界卫生组织称目前对于新型冠状病毒所致疾病没有特异治疗方法，也没有可用疫苗。所以，不论预防还是康复环节，提高自身的免疫力是重中之重。

陈主任指出，中医的基本思路是正气存内，邪不可干。根据《新型冠状病毒感染的肺炎诊疗方案》中医治疗部分及我们诸多中医名家对此次疫病的认识，可以通过补益肺脾，益气养阴的治法来扶持正气，以帮助患者自身免疫力恢复为主要目的。基于药食同补的原理，现推荐几个预防方来供参考，可根据个人体质分析选择。

滋阴润燥益肺 —— 沙参玉竹汤

津液亏虚型可见口干、咽喉干燥、口渴、干咳、少痰、痰黏稠。北沙参、玉竹等中药可补肺止咳，适合秋冬季饮用，但不适合体质虚寒、脾胃弱的人。

[材料] 北沙参 30 克、玉竹 20 克、麦冬 15 克、生姜 10 克、石斛 10 克、陈皮 10 克、雪梨连皮 3 个（可自行加入）。

益气养阴 —— 生麦汤

适合气阴两虚型自觉疲劳乏力，常自汗，甚至心悸、口干、咽干，可补气滋阴及增强抵抗力，但感冒患者不宜饮用。

[材料] 参须 30 克、麦冬 20 克、五味子 10 克、陈皮 12 克。

疏风清热 —— 薄荷茶

燥热型症状有口干、头痛、咽喉肿痛、眼赤、面部经常潮红、间中干咳，甚至流鼻血。薄荷茶有疏风、清热及润燥之效，适合燥热型人群。

[材料] 薄荷叶 9 克、紫苏叶 9 克、冬桑叶 9 克。

健脾祛湿 —— 藿香薏米茶

脾湿型症状有饮食减少，易胃胀，身困头重，便时常黏腻不成形，肢体水肿，白带过多，手脚冰凉，小腹冷，容易腹泻，舌体胖大、有齿痕，舌苔厚腻、颜色偏白。藿香薏米茶有健脾化湿及清热利水之效，适合脾虚型人群。

[材料] 藿香 10 克、薏米 15 克。

补肺益气 —— 玉屏风茶

气虚型症状有时常觉得身体很疲弱，工作强度大感到精神不济，喜欢安静待着，不喜欢运动和出门，呼吸气短，爬个两三层楼，呼吸就变得急促，还包括少气懒言、面色倦怠苍白、稍微运动就流汗，常自汗、心悸。玉屏风茶有益气固表、止汗之效。适合气虚人群。

[材料] 陈皮 12 克、大枣 3 枚、黄芪 15 克、白术 15 克、防风 9 克。

以上各方操作简便，既可放入养生壶中煎煮，代茶饮，也可加入其他食材同煮，或配合部分花茶同饮。如若无法清楚地分辨自己的体质，可寻求周围中医师判别，或在各大医学网络平台寻求中医师网诊。

（新民晚报 作者：高媛 2020-03-11）

脱口秀：疫情众生相

大家好，我是医哥，一名普通的外科医生。今天啊，和大家聊一聊新冠疫情。

2020 年的开局太魔幻，连刘慈欣都不敢这么写。去年这时候，我们在憧憬着流浪地球，结果今年你会发现 —— 你连小区的门都出不去！

我们度过了有史以来最长的一个春节假期。前天醒来，假期还剩 5 天；昨天醒来的时候还有 7 天；今早上一看，假期还有 13 天？什么情况啊？

被"圈养"的日子里，我每天看朋友圈的微信步数：我才 26 步，这小子 472 步，豪宅啊；怎么有个 8000 多步的……哦，这人是医院里的大夫，哈哈哈哈。

一线医务工作者，感染科、呼吸科、ICU，非常忙碌。医哥是外科医生，也有很多工作要做，比如科普和健康教育。

面对这种新出现的疾病，所有人都非常恐慌。恐慌心理有几种阶段，首先就是心理排斥期——我不承认！

过年前一周我们最闹心的事是什么？劝父母戴口罩。我们这些平时火锅、炸鸡、熬夜、蹦迪的80后、90后，新型冠状病毒一来集体戴上了口罩，而平时拼命转发养生类推送的父母面对病毒的反应却是："没事，那都是骗人的。""非典那年都没事，新病毒能哪能啊？哎，兰珍，今天晚上搓麻将哦！"这届父母太不懂事了！我们劝他们戴口罩的难度丝毫不亚于他们劝我们穿秋裤的难度——到今天为止我都没穿上秋裤。说到这儿我突然有点伤感，我们在操心父母的时候应该想到，他们就是这样操心我们，操心了20多年。

过了心理排斥期，就进入了恐慌焦虑期。

这个时期就会谣言四起，有说燃放烟花爆竹可以防疫的，有说抽烟、喝酒、烫头可以防疫的。就像盲人摸象，拽住象鼻子的说大象是蛇的一种，摸到象腿的说大象是柱子，摸到象身的说大象是一堵墙。只有把这个未知的灾难和我们已知的世界联系起来，我们才有可能重新获得安全感。医生和科学家在忙的时候，我们大家伙一点没闲着，我们把能想到的方法都尝试了一遍：吃辣椒，喝红酒，吃草莓，喝大蒜水，吃泡腾片，补充乳铁蛋白，抹香油，抹风油精，上熏醋，上艾叶、艾条，吃阿司匹林。这一整套集合了民间智慧的"组合拳"，我给它起了一个很有诗意的名字，叫"要你命三千"。

我很想问一下冠状病毒："你怕不怕？你面对的是人民战争的汪洋大海。"心情可以理解，但专业的事还是要交给专业的人去做。但科学家也是人，科学家也会乌龙。比如双黄连！一夜之间，别说双黄连，连双黄莲蓉月饼都脱销了……为什么别人说双黄连抑制新冠肺炎你们信，钟南山说叫你们别出门你们跟聋了一样呢？疫情期间谣言满天飞，医哥的建议，让子弹先飞一会儿。

第三个阶段就是焦虑和情绪化，抱怨、求发泄。

人的本能会对未知事物恐惧，就像死亡，没有人对死亡有亲身经验。

我们都会恐惧。医生也一样，一边怀揣着内心的恐惧，一边为了使命勇敢的逆行，这才是人性最伟大的地方。没有从天而降的英雄，只有挺身而出的凡人。

这场疫情，对我们的整个国家的人民健康和社会经济，造成了难以估量的巨大损失。疫情还会持续一段时间，但是最终的胜利，必将属于我们。《流浪地球》里有一句话："希望是我们这个时代，像钻石一样珍贵的东西。"不管历史将人类文明导向何处，我们都决定：选择希望。

扫描二维码，观看"脱口秀：疫情众生相"

（"学习强国"APP 作者：姚乐 2020-03-10）

如何化解疫情下的过度焦虑

"我有点咳嗽，是不是'中招'了？""我现在不能听别人咳嗽，一听到我就心慌气短、呼吸困难，怎么办？"中科院心理研究所健康与遗传心理学研究室副研究员张文彩发文指出，疫情时期，人们不可避免地感到恐慌、焦虑、出汗。这是人类在面对各种生命威胁并与之斗争的过程中获得的保护性心理生物机制，从而让人类在险境下得以生存。所以，紧急事件发生时恐惧和焦虑反应是正常的、被允许的，可以接纳而无须过度解读。随着对疫情认识和应对措施的不断提升，焦虑也应随之降低，但有少部分人仍然长时间高强度地处于过度焦虑状态，使人深受其累却于事无补。张文彩说，过度焦虑就是它严重到让你感到痛苦，并影响到了正常生活，你有解决它的需要。

表现一：灾难化思维

过度焦虑的一个表现是灾难化思维，就是把可能性很小的事情无限放大，甚至相信它一定会发生。比如，必须出门买菜→买菜就可能会感染病毒→我感染了病毒就会传染全家→我家完蛋了，最终导致情绪崩溃。但实际上非密切接触者被感染的概率很低，即便感染上，死亡的概率也很低。

显然，过度焦虑的状况与现实情况高度不相符。

解决方法：真实性判断技术有助于认识自己的焦虑，即我对某件事情焦虑的想法和行为在多大程度上与现实情况相符，具体操作可以使用下面的量尺，假如自己的想法与现实情况非常符合，就给 10 分，如果很不符合，就是 1 分，将自己判断的结果标定在量尺上，量一量自己的想法和行为在多大程度上是捕风捉影、草木皆兵的，或是恰如其分、切合实际的。

有时灾难化思维来自想象或者臆测，基本没有事实依据，有时灾难化观念有一定的事实依据，但得出的结论却与事实相差甚远。对当前疫情传染性后果的灾难化思维绝非无中生有，但可能存在言过其实的情况。通过这样一个简单的方法，将恐慌情绪拉回到简单的理性判断轨道，梳理自己看待问题的思路，对自己的心态保持机敏和清晰，从而重新做回情绪的主人。

表现二：思虑过度

另一个表现是思虑过度，思虑过度就像一把摇椅，能给你点事情做，但不能将你带到任何地方。表现为持续不断地关注负性信息，进入反复思考的循环，但却不采取有效的问题解决方式。比如，有效的问题解决方式是专家给出的防护措施。只要坚持做到严格防护，就可以感到安心和安全，而不必对疫情信息过度关注。

解决方法：有用性判断技术同样会促进对自己焦虑的认识，即我对某件事情焦虑的想法和行为在多大程度是有益处的、有帮助的，仍然使用类似的量尺，假如自己的想法对解决现实问题很有帮助，那就给 10 分，如果没有帮助，就是 1 分，去判断自己的想法和行为在多大程度上是弊大于利、徒劳无功的，还是利大于弊、富有成效的。

使用有用性这个量尺去识别自己是否过度焦虑有些难度。因为在焦虑惯性思维逻辑里，认为关注疫情信息，进而反复考虑会有助于防止事情变糟。但实际上处于思虑循环之中而不行动，就好像只磨刀却不砍柴。行动起来去做具体的事情，事情不必然与防疫有关，或是工作，或是兴趣，去打破过度思虑的循环状态，在行动基础上再去使用有用性这把量尺，就更容易识别出过度思虑、于事无补。

张文彩表示，真实性判断和有用性判断是认知行为治疗中常用的技术。或许你曾经有意无意地使用过这些技术，现在你可以"走心"尝试一下，让认识回归逻辑，让情绪拥抱理性，你就可能会认识到，当有十个烦恼向你走来，在它们到达之前会有九个掉到沟里。能看到自己的焦虑状态，就已经开始掌控自己的情绪，让自己心平气和地度过这段特殊的抗"疫"时期，迎接春暖花开时节的到来。

（健康财富 作者：陆洋 2020-03-13）

非常时期，做好皮肤防护

新年伊始，一场突如其来的疫情打乱了我们的生活节奏，不断增加的确诊病例、传播扩散的风险趋势，让所有人都感受到这场"战争"的严峻。

现在，大家都积极响应疫情防控号召，尽量减少外出、居家办公。勤洗手、戴口罩 …… 伴随着这些防疫新习惯的养成，不少人发现，自己的皮肤貌似需要一些特别防护。

频繁洗手造成手部皲裂

洗手是最简单的清洁消毒措施，但是频繁清洗，使用肥皂、洗手液、消毒剂等化学性刺激物，会破坏皮肤屏障功能，导致角质层含水量下降，继而造成皮肤干燥、瘙痒、脱屑，严重者甚至有红斑、皲裂、破溃糜烂等症状。这种状况就是日常生活中常见的"湿疹"，主要和皮肤中脂肪酸含量降低，皮肤水合能力降低有关，也会因频繁冲洗、化学性刺激而激发。

那怎样洗手才能呵护我们的手部皮肤呢？

（1）洗手时使用 30 ～ 40℃的温水，选用刺激性小的洗手液、香皂，洗手后及时用毛巾擦干或烘干，干燥后立即涂抹护手霜。

（2）使用消毒剂时应尽量戴手套，不要直接接触皮肤，避免化学性刺激。

（3）相对较重的干燥、皲裂，推荐使用 2% 水杨酸乳膏或者尿素软膏。

这两种药膏能够促进表皮角质层正常化，减少渗出和浸润。

口罩、护目镜造成的机械性损伤

疫情当前，口罩、护目镜成了隔离新型冠状病毒最有效的物理措施之一。但是长时间使用会造成皮肤组织受压、摩擦，非常容易产生机械损伤，其主要表现为鼻部、面颊、耳后口罩绑带处压痕、红斑、紫癜、破溃、糜烂。

对这类情况，建议采用下面的方法进行防护。

（1）选择松紧适合的防护用品。如果条件允许，适当交替选用不同的防护装置，如口罩有挂耳式、头戴式、系带式，避免同一部位过度受压。

（2）穿戴前可局部外涂润肤剂，或者选用黏性较低的创可贴、输液贴、敷料等贴在受压部位。

（3）破溃糜烂的区域，尽量暴露并保持干燥，局部外用生长因子凝胶、抗生素药膏（莫匹罗星软膏、夫西地酸乳膏）等。

（4）如需继续穿戴防护装置，可在受损区域垫凡士林纱布、干燥的纯棉纱布等。

佩戴口罩引起过敏

戴口罩能减少病毒通过飞沫传播，降低佩戴者的吸入风险，但是长时间戴口罩可能会刺激皮肤，甚至引起过敏或加重原有皮肤病。临床症状可表现为口罩覆盖区域皮肤的灼热感、瘙痒感，严重时会出现水肿、红斑、脱屑、丘疹等。其成因可能是对口罩及其配件的材质过敏，也有可能是口罩内部潮湿闷热，破坏了细菌等原有的微生物生态平衡。

那我们应该如何处理？

（1）尽量减少外出，避免长时间佩戴口罩。

（2）最好选用质量合格的医用外科口罩，尽量不要反复使用，最好每4小时更换一次口罩。要注意的是，N95口罩防护性好，透气性较差，请把这些口罩留给一线医护人员使用，日常生活中的普通防护，使用医用外科口罩即可。

（3）皮损区域避免刺激，停用洗面奶、洁面仪、爽肤水等，温水清洁面部，避免揉搓，外涂无明显刺激感的面霜或乳液。

（4）如有明显水肿、渗液，可外敷3%硼酸溶液、生理盐水，口服抗过敏药物（氯雷他定、西替利嗪等）治疗。经过上述治疗，若皮疹仍加重，需到皮肤科门诊接受专业治疗。

（文汇报 作者：张旭婷、苏译昊、袁定芬 2020-03-13）

拿什么疗愈新冠肺炎痊愈者的"心病"

如今，一些新冠肺炎患者经过医护人员的精心治疗，终于熬到了出院的日子，但要回到往常的平静生活，却要有一个适应期。这是一位新冠肺炎患者治愈出院后的独白：

> "当初得知自己被确诊了，连带着家人也一并被隔离，也曾愧疚过、绝望过。但住院期间，医生、护士们的救治和鼓励，家人们的关心和劝慰，一直支撑着我咬牙挺住。我告诉自己一定会好的！我还要看着女儿上学、结婚，还要和丈夫白头，还要和同事继续喝茶、唱卡拉OK。"
>
> "肺最坏的时候，喘不上气来了，我使劲一口一口地呼吸，憋得脸发白，很多时候眼泪都流不出来了，但是我一直在坚持。就这样一天一天，终于看着自己慢慢变好。出院那天，医生和护士都拥抱我。我终于熬过去了，大家都祝福我，说大难不死必有后福。"
>
> "我也以为我终于可以正常生活了，但生活却'病'了。我被网络人肉、被辱骂。有人说，我出院了也可能带着病毒，要我滚出小区。我的电话每天都有人发来信息、打来电话，让我不要出门去祸害别人。我想问，我能去哪儿 …… 现在我每天睡不着，生病真的不是我想的。"

这段独白看着让人心酸，身体的伤痛好得快，"心疼"真的很难治愈。其实，对患者来说，痊愈出院本来应该是件高兴的事，却因为周围人戴起有色眼镜，生活更加灰蒙蒙了。曾经在上海市公共卫生中心工作的同事说，很多时候，来自外界压力和歧视，是新冠肺炎住院患者焦虑和抑郁的主要原因之一。为什么会出现患者在出院后面临外界压力、遭受来自一些人的歧视呢？

首先，是对死亡的恐惧。传染病让所有人如此真实地靠近死亡，人们怕死，更害怕现在就死。其次，是知识的匮乏。正是因为很多人对事物本质和现象不了解，导致出现猜测、假想，甚至引发恐慌，并将这些情绪和认知投射到其他人身上，出现攻击、责怪的言行。再次，网络暴力。网络上的任意抨击，有时恰恰是压垮身陷窘境之人的"最后一根稻草"，真是人言可畏啊！最后，自我防卫过度。公众因为对新冠肺炎的过分恐慌，会表现为排斥一切与之相关的人与物，以试图达到保护自己的目的。

要改变这种情况，需要全社会共同努力。对痊愈出院人群来讲，请做好几件事。

第一，经常和自己的内心对话，接纳自己。"感染新冠肺炎是事实，能让它不发生吗？""不能！""我以后的生活一直都会这样了吗？""当然不是！"

第二，安抚自己的情绪。很多时候，我们感受不到温暖，并不是没有阳光，只是暂时处于黑暗。请回忆患病时，医务人员温暖的慰问声、志愿者们鼓励的话语、家人殷切的目光……经历过生死，还有什么是不能面对的呢！

第三，直面现状，勇敢地为自己发声。请勇敢面对现状，用理论武装自己，用言语勇敢地为自己发声。大声告诉那些人：好好去学习疫情防控的知识吧。

对社会人群来讲，也请大家做好几件事。

第一，请多一点自我管理。没有人想生病，没有人不渴望健康，但当疾病突袭，能迎难克服已是难能可贵，不要让这些原本就从"鬼门关"走了一圈的可怜人再受一次心灵的折磨。

第二，请多一点知识的学习。人类的很多负性情绪和攻击性行为来自无知和误解。请牢记，新冠肺炎患者出院标准是血液、咽拭子、排泄物核酸检测必须2次都是阴性。咽拭子、排泄物核酸检测结果都是阴性的话就没有传染性了。与其排斥他人，还不如先学好理论，做好必要的自身防护。

第三，请多一点仁慈之心，多一点换位思考。设想一下，如果你是受难者，事情将会怎样？所以，请收起随意的批判，多些温柔的话语；少些尖锐的指责，多些深情的问候。请不做网络暴力的制造者，不做偏见的支持者，不做二次伤害的施暴者！

所有的朋友，请大家耐心一点，给自己一些时间去适应，也给周围人一些时间去改变。终有一日阴霾过去，待阳光普照，再一起品茶、下棋、聊一切美好。

（文汇报 作者：马银珠、乔颖 2020-03-13）

疫情期间，警惕青少年得"心病"

2020 年 3 月已过近半，疫情防控仍在继续。寒假加上延迟开学，长期"宅"难免让一些青少年有了"心病"。沪上儿童心理专家为家长和孩子"开方"，非常时期，疫情、家长、学业都可能会成为诱发孩子"心病"的导火索。家长与其过度陪伴，不妨放手让孩子学会自我管理。

家长要"以身作则"

缺乏同伴、老师面对面的接触，"宅"家生活缺少私人空间等一系列疫情引发的应激情况，正对儿童和青少年产生显著的影响。上海市精神卫生中心儿童青少年科主任杜亚松说，随着疫情的发生和发展，开学尚无定期，青少年的"心病"也在不断变化："从最初新冠肺炎疫情带来的紧张焦虑，到长期居家导致的亲子冲突，再到现今'停课不停学'带来的学业压力，以及未来将遇到的疫情结束后的开学压力。"

"改变从家长做起。"杜亚松建议，成人要以身作则，做好孩子情绪的"定海神针"，而不是将自身的负面情绪传递给孩子。"对每个人而言，疫情发生的每个阶段都是全新的。害怕、难过、焦虑这些都是正常的应激情绪，家长既要直面自己的情绪，更要学会淡定、冷静处理事情，而不是自己先'慌不择路'，乱说、乱传不实信息。"

疫情教会孩子何为"大爱"

在目前孩子居家学习、家长居家办公的情况下，家人间亲密的交流增加了，但彼此间的矛盾和冲突也越发突出了。杜亚松说，家长要尊重孩子的自主选择，通过引导，使他在这段特殊时期里有所成长。

"家长可以教孩子如何从疫情相关的海量信息中做好筛选，学会判断消息的真伪，也可以教孩子生活自理，学着打扫卫生、洗碗、叠被子，并在未来将这些技能迁移到学校生活中，更可以教孩子学会合理安排时间，做好自我规划和管理。"杜亚松认为，疫情发生不失为一个好的契机，让孩子理解何为"重大的事件"，教育孩子什么是"大爱"。

网络非猛兽，关键在引导

"宅"时期，孩子网络成瘾成为家长最担心的事。上海市精神卫生中心党委副书记、物质依赖与成瘾学科带头人赵敏说，家长要理智对待网络、游戏的客观存在，既不要一见到孩子上网、玩游戏就过度紧张，视之为洪水猛兽，也不要过于疏忽，导致孩子沉迷网络无法自拔。

如何把孩子从大"网"中拉出来？赵敏建议，首先，家长尽量让孩子维持既往的规律生活，并设定一些小任务，但不要强迫孩子完成不想做的事情。其次，学一种技能、听一段音乐、读一本书、学一些厨艺、做一些体育运动，让孩子知道除了网络之外还有许多有意义的事情。"此外，同伴支持也很重要。时常能听到孩子抱怨说和家长没有共同语言。一方面家长要试着了解孩子，另一方面，家长可以利用 QQ、微信等社交平台，帮助孩子和同伴建立联系，鼓励他们适度地线上聚会，让孩子'宅'在家的日子也能享受与同伴交流的乐趣。"

时间管理需亲子一起努力

"许多孩子一玩游戏就没有节制，其实和其无法做好时间管理有关。但是，时间管理不是一朝一夕就能学会的，需要家长和孩子一起坚持，形成良好的习惯。"赵敏介绍了一套时间管理黄金法则——"SMART 原则"。"首先，家长可以和孩子一起制定细化的学习、生活计划和目标，这个目标越具体，越容易执行，比如，可设定为半小时里背诵多少单词。其次，制定的目标应该是孩子感兴趣的，并且在计划时间内完成的难度不大。第三，一个宏观目标可以划分为长期、中期、短期，有具体的截止时间，方便孩子回顾自己的目标，检查完成的情况。只有这样，在目标逐渐完成的成就感中，孩子能产生一种对生活的掌控感。此外，任务分级管理也很重要，可按照紧急、重要等原则优先处理不同任务。"

（新民晚报　作者：马丹、张泽茜　2020-03-13）

新型冠状病毒感染患者康复锻炼注意事项

新冠肺炎患者康复出院后，一定要做康复；甚至还没出院的时候，都应该做康复。目前是以疾病的症状、器官水平作为标准来判断患者是否治愈，但是按现在的医学模式，疾病好了以后个体的功能好不好，能不能回归社会、家庭和岗位，这也是非常重要的标准。

轻症患者治疗用药较少，所以主要是以心理方面的辅助为主。另外，把他们隔离起来，是为了防止疾病扩散，在这期间，他们仍需要保持体力，所以我们也能看到很多视频，如方舱医院里的轻症患者跳广场舞、打太极拳、做广播体操等，大家在一起相互鼓励，对疾病的恐惧也会减少，对轻症患者来说，还可以提高免疫力。另外，经历了这样的疾病之后，大家也要注意戴口罩、勤洗手，学会保护自己。

重症患者的肺组织会受到损伤，会有咳嗽、咯痰、胸闷、气喘等症状。除了肺受到损伤，患者的心功能也会受到损伤，发热时，全身的器官都会受到一定程度的影响。临床治疗是多学科的，如包括呼吸、心肺或是营养方面，康复关注更多的是如何鼓励患者，每天为他规定一定的运动量，告诉他不用害怕，给他信心。

我们的康复治疗师或康复医生，每天关注患者病情变化的时候，会告诉他们可以做哪些运动以防止肢体肌肉无力，或久卧引起的关节不适，特别是有些老年人，他们可能还有骨关节疾病（如腰椎疾病等）。本来轻症患者只会有一点不舒服，但躺久了以后，呼吸道症状又夹杂了关节、腰背的疼痛，焦虑、担忧的情绪就更重了。这时就要由我们的康复人员、康复医生制定一个合适的运动方案。

重症患者，如果意识还清楚，可以在可能的情况下采取半卧位，在康复人员指导下正确地进行一些呼吸运动。还可以让他做一些肢体运动，如鼓励他做一些踝关节、肘关节、腕关节的主动运动，治疗师也可以帮他做一些被动运动，这也是非常好的。

危重患者如果只上了呼吸机，在患者意识清楚的时候，康复人员还可以协助他进行远端肢体的运动，比如上肢的腕关节、肘关节的屈伸，手指的抓握，踝关节屈伸（踝棒运动），有助于减轻深静脉血栓和肺栓塞的可能。患者在床上做一点小的踝关节、膝关节屈伸活动，不用离床，也不会增加肺的做功，反而可以促进动脉血的氧合作用。

重症患者体征比较平稳的时候，可以靠着半坐起来，能很好地锻炼膈肌的功能。人呼吸的时候，膈肌做功占 60%。膈肌横向生长在胸腔里，人坐起来，就会产生抗重，这种状况下呼吸，可以增加胸腔的氧气进入和二氧化碳的排出。

扫描二维码，观看"新型冠状病毒感染患者康复锻炼注意事项"

患者出院回家后可以选择太极拳、八段锦，还有国家都在提倡做的广播体操，都是非常好的。

（"看看新闻"客户端　作者：谢青　2020-03-19）

"二级响应"下市民健康防护的六点提示

随着复工、复产、复市的有序推进，人群流动恢复常态，同时境外输入病例不断增加，新冠肺炎传播风险依然存在。"二级响应"的形势下，市民如何继续做好健康防护？上海市健康促进中心发出六点提示。

首先，仍提倡不扎堆，与人保持社交距离。现阶段还是要避免去人员聚集的场所，不组织或参加广场舞、合唱、打牌等聚集性活动；与人交谈、排队、候车时尽量保持一定距离。

其次，科学戴口罩。在户外人少处步行、骑行或锻炼时，可以不戴口罩，如遇来人，应主动保持一定距离；进入人群密集场所、搭乘公共交通工具和电梯、去医疗机构就医记得戴口罩；有发热、鼻塞、咳嗽、流涕等症状者应主动戴口罩。

第三，保持良好生活习惯。勤洗手，注意咳嗽和打喷嚏礼仪；不随地吐痰，不摸眼、口、鼻，合餐注意使用公筷公勺；规律生活不熬夜，营养均衡定时吃。

第四，加强室内、车内通风。办公场所和居家每天至少通风2次，每次不少于30分钟，要确保室内外空气的充分流通；搭乘公交或出租车，也应适当开窗通风。

第五，适当开展户外运动。在人少空旷的场地，可进行健步走、做操、羽毛球等单人或非近距离接触的运动；尽量不开展篮球、足球等有肢体接触的群体性运动；控制运动量和运动强度，循序渐进，避免运动伤害。

第六，公共场所注意健康细节。外出游玩、就餐，尽量提前预约或了解售票流程，避开客流高峰，减少等候时间；准备好"随申码"，配合管理方查验和测量体温，选择通风良好的场所和位置；付款时减少使用现金。

（新民晚报　作者：左妍
2020-03-23）

六点提示

1. 不扎堆，与人保持社交距离
2. 科学戴口罩
3. 保持良好生活习惯
4. 加强室内、车内通风
5. 适当开展户外运动
6. 公共场所注意健康细节

合理消毒，打赢防疫"持久战"

消毒作为切断传播途径的重要手段，对预防和控制多种传染病具有不可替代的作用，科学、有效的日常消毒在任何时候都是必要的。

合理选择消毒"武器"

（1）醇类消毒剂：用于消毒的乙醇（酒精）浓度为70%～80%（体积

比），含醇的手部消毒剂浓度大于 60%，如自行配置可依据产品说明书。主要用于手、皮肤及较小物体表面，消毒速度快，但易燃，不可喷洒用于空气消毒，对酒精过敏者应慎用。用于手消毒时，均匀喷于手部或涂擦手部 1 ～ 2 遍，作用 1 分钟。用于皮肤及较小物体表面消毒时，应涂擦表面 2 遍，作用 3 分钟。

（2）含碘消毒剂：碘酊适用于皮肤消毒，不适用于黏膜和敏感部位；碘伏适用于皮肤或黏膜。对碘过敏者应慎用。皮肤消毒，可用无菌棉签或无菌纱布蘸取碘酊或碘伏，在消毒部位擦拭 2 遍以上，作用 1 ～ 3 分钟。黏膜消毒，可用碘伏稀释液直接对消毒部位冲洗。

（3）含氯消毒剂：如漂白粉、84 消毒液等，一般需稀释后使用，适用于物体表面、织物、水、果蔬等。含氯消毒剂对金属有腐蚀作用，对织物有漂白、褪色作用，应慎用，且不能与酸性清洁剂同用。配制和使用时，应戴口罩和手套，避免接触皮肤。如不慎入眼，应立即用水冲洗，严重时需就医。物体表面消毒，可擦拭或喷洒至表面湿润，保持 30 分钟后用清水擦拭干净。织物、果蔬等消毒，浸泡 30 分钟后需用清水洗净。

（4）过氧化物类消毒剂：过氧化氢、过氧乙酸等过氧化物类消毒剂适用于物体表面、室内空气、皮肤伤口等的消毒。但其有腐蚀性，对眼睛、黏膜和皮肤有刺激性，遇明火、高热、金属粉末等容易发生燃烧和爆炸，使用时应佩戴防护用具。用于物体表面消毒，应喷洒或浸泡消毒 30 分钟后用清水擦拭或洗净。用于室内空气消毒，须喷雾作用 60 分钟后，通风换气。用于皮肤及伤口消毒，可冲洗皮肤表面，作用 3 ～ 5 分钟。

全面布局消毒"战线"

（1）空气：居室经常开窗通风即可。一般情况下，每天应至少通风 2 次，每次至少 30 分钟。如果因空气污染等原因而不宜开窗通风，也可使用新风机或循环风空气消毒机。

（2）公共场所：对公共场所的卫生间、门把手、电梯按钮、门禁按钮、楼梯扶手、水龙头等物体表面，应加强清洁消毒，可使用含氯（溴）、过氧化物或二氧化氯消毒液擦拭消毒。根据人员接触情况，每天应至少消毒 2 ～ 3 次。

（3）衣物、被褥等织物：日常穿着的衣物、使用的被褥等，不需要进行特殊的消毒，勤换洗、晾晒即可。需要消毒时可煮沸 15 分钟，或使用含氯（溴）、二氧化氯、酚类的消毒液浸泡消毒。

（4）餐饮具：在清洁的基础上可煮沸 10 ～ 15 分钟，或使用消毒柜，也可使用含氯（溴）、二氧化氯的消毒液浸泡消毒。

（5）家具和家用物品：日常做好清洁工作即可。受到污染时，在清洁的基础上，使用含氯（溴）、过氧化物或二氧化氯的消毒液擦拭消毒，保持足够时间后再用清水擦拭干净。

（6）手机、键盘等小件电子产品：做好日常清洁即可。怀疑受到污染时，可使用酒精棉球、棉片等擦拭消毒。

（大众医学　作者：朱仁义　2020 年第 4 期）

莫让陋习成为新型冠状病毒的"帮凶"

新型冠状病毒传播途径的疑惑

众所周知，防控传染病有三大要素：控制传染源，切断传播途径，保护易感人群。但此次疫情中，新型冠状病毒的传播途径始终存在诸多令人不解之处。以武汉华南海鲜市场为例，在已确认的第一批患者中，有不少人既没有去过该市场，也没有与野生动物接触的经历，更没有与患者的接触史，那么，新型冠状病毒是通过何种途径传染给他们的呢？

传播途径是指病原体从传染源排出后及侵入新的易感宿主前，在外界环境中所经历的全部过程。

目前，已知的新型冠状病毒的人传人途径有三种：直接传播、接触传播和可能的气溶胶传播。直接传播指患者或病毒携带者打喷嚏、咳嗽、说话时产生的飞沫，以及呼出的气体等，通过近距离接触被他人直接吸入而导致感染，易发生在室内人员聚集的情况下。接触传播指传染期患者或病毒携带者的飞沫沉积在周围物体表面，他人的手接触被污染的物体后，触摸口、鼻、眼睛等黏膜处，进而引起感染；病毒也可以通过握手、拥抱、亲吻等行为传播。气溶胶传播，指含有病毒的飞沫混合在空气中，形成气溶胶，被吸入后导致感染。虽然气溶胶吸附病毒的可能性和病毒数量远小于飞沫，但其传播距离和范围明显扩大，既可以发生在室内场所，也可能发生在室外空间。

痰液，病毒滋生的温床

痰液是气管和支气管黏膜的腺细胞分泌出来的黏性液体，可以湿润气管。当有外来异物且黏液分泌过多时，气管、支气管黏膜上的纤毛会向咽喉部摆动，将外来的尘粒、细菌和病毒等通过咳嗽排出体外，这时就形成痰液。健康人一般不产生痰液，但呼吸道感染者的小小一口痰，可能会携带数以万计的细菌、病毒、真菌、支原体等微生物，是名副其实的 "病菌培养基" "健康刽子手"。2003 年的 "非典" 病毒和当下的新型冠状病毒均可由痰液传播。

有研究发现，1 毫升唾液中含有病毒数量高达 1 亿个，如果患者或隐形感染者将痰液随意吐在地上，经太阳照射、路人踩踏、轮胎碾压，痰液渐渐干燥，病原微生物便可随尘土飞扬到空气中，健康人一旦吸入这样的尘埃，就可能感染疾病。

改变陋习，谨防 "漏网之鱼"

随地吐痰是一种卫生陋习，是一种缺乏公德的 "损人害己" 行为，为传染病的传播 "助纣为虐"。早在 2003 年，上海市政府为防治 "非典"，就在《上海市市容环境卫生管理条例》中加大了对随地吐痰者的惩罚力度，罚款的最高额度从之前的 50 元增加到 200 元。香港特别行政区政府对随地吐痰者的最高罚款可达 1 万港元。这些强有力的环境监管措施不仅约束了人们的不文明行为，提高了社会文明意识，更是对环境生态和人群健康的保护。

因此，我们在采取勤洗手、戴口罩、多通风、不聚会等疫情防控措施的同时，切勿忘记养成不随地吐痰的良好习惯。每个人都应该做到不随地吐痰，如有口分泌物应用纸巾包好，弃置于有盖的垃圾箱内。

战胜疫情，无论是过去、现在或将来，最重要、最根本、最有效、最经济的防控措施就是彻底切断病毒的传播途径，不让随地吐痰这一丑陋行为成为防疫防控环节的"漏网之鱼"。只有这样，才能有效保护自己、家人及他人的健康。

（大众医学 作者：厉曙光 2020 年第 5 期）

七大"新冠"热点问题解答

（问）公共卫生事件应急响应级别降低，是否意味着新冠肺炎已经不足为惧？

（答）公共卫生事件应急响应级别降低，一方面是因为我国目前疫情防控形势不断向好，另一方面也是为全面复工复产做好准备，其目的是尽可能减小疫情防控对大众日常生活和社会经济的影响。

目前响应级别降为二级，可以说是一个过渡阶段，让社会各方能顺利、逐步实现由"战时状态"恢复到"常态"。但响应级别下调为二级，并不意味着警报解除，人们仍需警惕疫情可能会有"小反复、小波动"，尤其要注意复工、复产后的聚集性疫情风险。而且，目前疫情在全球范围正呈现扩散态势，许多国家的疫情正处于快速上升期，疫情输入风险愈发凸显。

越是在战"疫"走向胜利的时候，越要保持清醒认识和足够警惕，不可掉以轻心。

（问）目前，还需要继续坚持戴口罩、勤洗手等防护措施吗？

（答）目前，在进入人群密集场所、搭乘公共交通工具和电梯，以及去医疗机构就医时，仍然需要全程佩戴口罩。尤其有发热、鼻塞、咳嗽、流涕等症状者应主动佩戴口罩，注意咳嗽和打喷嚏礼仪。在户外、人少处步行、骑行或锻炼时，可以不戴口罩。现阶段还要避免去人员聚集的场所，不参加聚集性活动；与人交谈、排队、候车时，尽量保持一定距离。

（问）无症状感染者，究竟有没有被病毒感染，有没有传染性？

（答）新型冠状病毒的"无症状感染者"指没有明显的临床表现（如发

热、乏力等），但病毒核酸检测呈阳性的人。一般分为 2 类：一类是没有发热和呼吸道症状，但 CT 影像学检查提示存在肺炎；另一类是仅表现为核酸检测阳性，没有症状，CT 检查也没有肺炎的表现。

核酸检测呈阳性，不能提示检测到的病毒是活病毒还是死病毒；医生也无法通过核酸检测结果来判定病毒的浓度和活性，便不能判定其是否有传染性。因此，无症感染者也可能将病毒传染给他人。他们需要经隔离和医学观察 14 天，一方面是为了确诊病情，另一方面是为了防止其将病毒传染给他人。

问 为什么有些新冠肺炎患者出院后，复诊发现核酸检测阳性？

答 一方面，有些痊愈后出院、核酸检测出现"复阳"的患者虽然检测呈阳性，但他们绝大部分体内标本的病毒培养是阴性的，说明病毒活性很低，实际上已经康复。另一方面，试剂盒敏感度、采样等客观因素可能导致检测结果不稳定。比如，新冠肺炎为下呼吸道疾病，目前常用的鼻、咽拭子采样检测可能不够准确，导致出现"假阴性"。

此外，如患者正好处在病毒复制水平较低的阶段，鼻咽拭子采样难以检测到病毒，也会判为"阴性"。

问 "复阳"患者有传染性吗？

答 根据目前新冠肺炎康复期患者的随访结果，"复阳"患者身边的家人未出现核酸阳性病例。钟南山院士也曾表示，"复阳"患者不具备传染性。

问 出院患者出现"复阳"不需处理吗？

答 痊愈后出现"复阳"的出院患者仍然需要被重新隔离，根据复查的一些化验指标，如血常规、病毒核酸检测和 CT 影像学检查结果进行观察，待核酸检测呈阴性后再出院。

问 新冠肺炎会成为慢性病吗？疫情会"长期化"吗？

答 从新型冠状病毒结构、动物实验等尚未发现证据表明其会造成类似肝炎的慢性感染，但由于人们对该病毒的认识还处在初级阶段，未来或许有新发现。不过，要警惕新冠肺炎变成类似流感的季节性传染病，在秋冬季再度来袭的可能。目前，相关专家已对康复患者加强长期监测，密切关注可能发生的变化。

（"大众医学"微信公众号 2020-03-27）

防控等级下调，
专家建议口罩"四戴、三不戴"

上海疫情防控下调为"二级响应"后，大家对于戴口罩这件事会有点小纠结：戴，还是不戴？这是个问题！为此，记者专访了有"口罩达人"之称的专家——上海市健康促进中心主任吴立明主任医师。吴主任表示，结合当前疫情防控形势，根据国家卫生健康委员会最新发布的口罩佩戴指引和市政府新闻发布会的权威健康提示，市民佩戴口罩可遵循"四戴、三不戴"原则。

吴立明主任提醒，当前境外输入病例不断增加，新冠肺炎传播风险依然存在，佩戴口罩仍是有效的防范措施之一。因此，这四种情况应佩戴口罩：与人近距离接触；进入人群密集场所或相对密闭空间，如机场、车站、商场、超市、公共交通工具、厢式电梯等；去医疗机构就医；有发热、鼻塞、咳嗽、流涕、喷嚏等症状。另外，也建议年老体弱、免疫力低下者和慢性病患者外出时佩戴口罩。

同时，吴主任建议，有三种情况可以不佩戴口罩：日常居家；户外人少处步行、骑行或锻炼，如遇来人，应主动避让并保持一定距离；独处或独自驾车。

"市民日常可随身备有口罩，在与人近距离接触或进入人员密集场所时，及时佩戴。同时，也可携带清洁透气的纸袋，以临时存放使用过的口罩。"吴主任提醒。

（"人民日报"客户端 作者：姜泓冰、宋琼芳 2020-03-27）

"公筷公勺 20 问"为你解惑（摘选）

相对于分餐，使用公筷公勺仍是合餐，更有利于根据自身喜好选择食物的种类和食量。2020 年 2 月 23 日，上海市健康促进委员会、上海市精神文明建设委员会办公室、上海市卫生健康委员会、上海市健康促进中心联合向全体市民发出了使用公筷公勺的倡议。

1 个月以来，全市已有 2.5 万余家餐厅表示要推广使用公筷公勺，92% 的市民赞成使用公筷公勺。公筷公勺不是新生事物，可具体怎么用，不少市民仍有疑惑。为此，上海市健康促进中心专家带来了"公筷公勺 20 问"。

问 什么情况下需要使用公筷公勺？

答 只要是两人及两人以上的合餐，为避免交叉污染，都建议使用公筷公勺。

问 在餐厅用餐时，需要向服务人员提出索要公筷公勺，还是餐厅会主动提供？

答 根据本市公筷公勺倡议的要求，餐厅应主动在每道菜中增加公筷公勺；如果餐厅没有主动提供公筷公勺，顾客可以向餐厅索要。

问 有时很可能会忘记使用公筷公勺，有没有什么好办法？

答 公筷公勺可在规格、色彩、材质、标识等方面有所区分，增强辨识度，起到提醒、引导的作用。

问 使用公筷公勺时有没有注意事项？

答 使用公筷公勺应适量取菜，避免浪费；尤其要注意避免公筷公勺入嘴。使用公筷取菜宜适量，不可将多取的菜返回盛器；使用公勺舀汤不宜太满，并应停留片刻，待汤汁不再滴落时再移入小碗中，以免汤、羹等洒落到餐桌或其他菜点上。

问 火锅本身就一直在煮沸，还有必要使用公筷吗？

答 火锅食材煮沸需要持续一定时间才能起到消毒的作用，所以在吃火锅时，同样应该使用公筷公勺。

问 在家中，使用公筷公勺时如果遇到老人不理解，该如何劝说？

答 向老人解释合餐时的筷子可能会造成交叉污染，许多传染病就是因为合餐制而传播；老年人抵抗力较弱，更容易受到感染。使用公筷公勺，对家人朋友围桌聚餐并无影响，大家仍然可以同享美食、其乐融融。

问 如何对家中的小朋友解释使用公筷公勺的意义？

答 使用公筷公勺更有利于卫生健康，既是在保护自己，也是尊重和保护别人。

问 如果家中人数不多，是否也需要每个菜配一副公筷公勺？

答 家中就餐也应使用公筷公勺。对于家庭日常用餐，既可以每人配备公勺公筷，也可在每道菜里摆放一双公筷或一把公勺。

问 本次疫情期间，推动使用公筷公勺可以最大限度地减少多人用餐时的交叉感染，除了新型冠状病毒之外，公筷公勺还可以有效减少哪些疾病的发生？

答 合餐时的餐具往往会造成交叉污染，大大增加了甲肝病毒、伤寒杆菌等病原微生物的传播风险，其中尤以幽门螺杆菌最为典型。

问 作为餐厅服务人员，如果发现顾客没有使用公筷公勺，是否有劝告、建议使用的责任？

答 餐饮企业应主动提供公筷公勺，同时在大堂、餐厅醒目处张贴提倡使用公筷公勺的海报、标语等，并在餐桌上放置提示牌，以引导顾客使用公筷公勺。餐饮服务人员也应主动提醒顾客使用公筷公勺。

问 本次上海推行公筷公勺，和分餐制意思一样吗？两者有什么区别？

答 两者是完全不同的，相对于分餐，使用公筷公勺仍是合餐，更有利于根据自身喜好选择食物的种类和食量。

问 为何目前还不适合推行分餐制？

答 分餐制的确也能切断疾病传播途径，但增加了分菜和清洗的工作量，相对缺乏可操作性；也与"团聚"的传统文化理念存在一定冲突。因此推行使用公筷公勺是目前最为可行的方法。

问 除了公筷公勺外，也有人在外食时自己携带私筷私勺，这样是否可以起到相同的作用呢？

答 自己携带私筷私勺，可以避免餐厅提供的餐具清洗、消毒不到位的问题，但若不用公筷公勺，依旧不能在围桌合餐时起到防止交叉感染的作用。

（上观新闻 作者：黄杨子 2020-03-30）

25 问带你了解《上海市民卫生健康公约》

问 为什么要提出《上海市民卫生健康公约》？

答 面对新冠肺炎疫情，广大市民健康意识高涨，"戴口罩、勤洗手、多通风、不扎堆"成为防疫"四大法宝"。为了把防疫经验转化为上海2400多万市民的健康生活方式，市有关部门借鉴爱国卫生运动的优良传统，针对一些卫生健康陋习，延续疫情防控效应，着眼全体市民健康素养水平的持续提升，制定了《上海市民卫生健康公约》征求意见稿，在充分听取市民意见后，将正式推出。

问 随地吐痰有哪些健康风险？

答 小小一口痰，细菌千千万。病菌可随吐痰时产生的飞沫进入空气或在痰液中生存，从而传播疾病。在公共场所请不要随地吐痰，将痰液用纸巾等包裹后丢入垃圾桶。

问 为什么倡导不留弃狗屎？

答 一些人不文明养狗。狗屎不仅污染环境，还含有大量微生物，存在疾病传播的风险。请文明饲养宠物，及时清理狗屎及宠物粪便，远离"狗屎运"。

问 乱扔垃圾有哪些危害？

答 乱扔垃圾影响市容环境整洁，且容易孳生蚊蝇、蟑螂等有害生物。请按要求做好垃圾分类，不乱扔垃圾，自觉保持环境卫生。

问 为什么说扎堆喧哗不好？

答 不喧哗可减少飞沫产生，不扎堆能降低感染呼吸道传染病的风险；同时，遵守公共秩序，避免喧哗拥挤，也是社会文明的体现。

问 为什么要反对吸"游烟"？

答 二手烟不存在所谓"安全暴露"水平，吸烟者边走动边吸烟会使周围人员暴露在二手烟环境下，从而影响健康。因此，请吸烟者尊重他人的健康权益，不要吸"游烟"；也请为了自己的健康尽早戒烟。

问 不食用野味的理由是什么？

答 野生动物身上携带大量病原微生物，接触野生动物增加了感染病菌的风险；加之野生动物未经检疫，食用的健康风险极大。2020 年 2 月 24 日，全国人大常委会通过相关决定，再次强调严禁食用野生动物。

问 过量饮酒有哪些危害？

答 过量饮酒会增加罹患肝硬化、高血压、脑卒中等疾病的风险，经常过量饮酒严重危害身心健康。

问 为什么说暴饮暴食要不得？

答 暴饮暴食会导致胃肠道负担增加，同时多余能量在体内堆积，导致超重或肥胖，增加罹患多种慢性病的风险；请注意食不过量，保持健康体重。

问 为什么提倡不摸眼、口、鼻？

答 手经常接触各类物品，容易沾染病菌；眼、口、鼻是人体的黏膜部位，没有皮肤屏障。因此，用不干净的手碰触眼、口、鼻，会增加病菌通过黏膜进入人体引发疾病的风险。

问 为什么要控制自己不沉溺网络？

答 过度使用网络会导致注意力不集中、感知力下降、记忆力减退、社交能力弱化等不良后果，还会出现腰背酸痛、视力下降、腕关节损伤等健康危害。

问 熬夜透支有哪些健康风险？

答 长期睡眠时间不足，容易出现抵抗力下降、内分泌失调、神经衰弱、视力下降等问题，同时明显增加罹患高血压、糖尿病、癌症等疾病的风险。建议成年人每天需保证 7 ~ 8 小时的睡眠时间，少年儿童要有更多睡眠时间。

问 为什么说不信谣传谣是一份责任？

答 当今各种健康资讯层出不穷，其中不乏健康谣言。在疫情中，谣言会造成社会恐慌，恐慌的危害甚至超过疫情本身。我们要保持清醒和负责任的判断，不以讹传讹，关注权威机构、权威专家发布的信息。

问 为什么说清洁环境能防虫害？

答 清洁公共环境和居家环境，清除积水及积水容器，从而破坏"四害"的栖息和孳生环境，可以降低虫害的密度，减少疾病的发生。

问 咳嗽、打喷嚏时该怎么做？

答 一个喷嚏可向周围空气中排放高达 100 万个微粒。因此，咳嗽或打喷嚏时，应尽量避开人群，用纸巾或弯曲的手肘尽量贴近脸部，掩住口鼻，防止飞沫四溅。

问 为什么说戴口罩是科学防护的重要手段？

答 口罩可有效降低飞沫量和喷射距离，呼吸道传染病高发季节和出现感冒症状时，请佩戴口罩，关爱自己、保护他人。

问 为什么提倡保持社交距离？

答 与他人保持距离，可有效降低呼吸道传染病的传播风险，也是社交文明的体现。在公共场所，请自觉遵守秩序，相互间保持一定的距离。

问 经常开窗通风有哪些益处？

答 经常开窗通风保持空气流通，能有效稀释室内病毒和污染物浓度。建议每日至少集中通风 2 次，每次 30 分钟以上；使用空调时，也请勿忘记定时通风。

问 为什么要对洗手刷牙"老生常谈"？

答 用规范的方法洗手，能有效预防接触传播疾病，每个人都应养成勤洗手的习惯。用正确的方法刷牙，吃东西、喝饮料后及时漱口，能保持口腔卫生，预防龋齿和牙周疾病的发生。

问 科学饮水该如何做？

答 一般情况下，成年人每天的饮水量为 1500 ～ 1700 毫升；要养成规律饮水的习惯，不要等到口渴才喝水。饮水最好选择白开水，不喝或少喝含糖饮料。

问 为什么说公筷公勺是利人利己的行为？

答 使用公筷公勺能有效减少唾液所携带病原微生物的传播风险；无

论在饭店还是在家用餐，都应使用公筷公勺，既能保护自己，也能彰显社会责任。

问 生活中为什么要起居有常、劳逸结合？

答 规律生活有助于增强人体免疫力，要顺应四时，起居有常、劳逸结合；久坐容易增加各种疾病风险，而定期、适量的运动有助于保持良好的健康状态。

问 心理状态对于健康有多重要？

答 健康不仅仅是指身体健康，也包括心理健康。要秉持乐观、开朗、豁达的生活态度，建立良好的人际关系，培养健康生活方式和兴趣爱好。

问 为什么倡导定期体检、接种疫苗？

答 定期体检有助于疾病的早发现、早诊断、早治疗，是疾病预防的重要措施；而接种疫苗能够增强机体免疫能力，提高自身抵抗力，是预防和控制传染病最经济、有效的方法之一。

问 应该如何做到合理用药？

答 应在医生的指导下规范、合理使用药品，以免发生耐药、减少不良反应，特别是慢性病患者切忌自行减量或停药；同时要注意保健品不是药品，不能代替药品。

（"上海发布"微信公众号　2020-03-30）

权威解读 "无症状感染者"

我国将加大无症状感染者筛查力度，对所有入境人员实施核酸检测。那么，到底如何理解无症状感染者？无症状人群是否还会成为传染源？普通民众如何判定自己是否是无症状感染者，又如何预防无症状感染者带来的风险？包括钟南山院士在内的多位国内顶级专家对该问题进行了解读。

中国工程院院士钟南山认为，无症状感染者并不是任何没有症状的人，而是那些和已经受到感染的患者有密切接触的人，他们已经受到新型冠状病毒的感染却没有症状。他们没有临床症状，但呼吸道等标本新型冠状病毒病原学检测阳性。

出现无症状感染者的原因，南方医科大学分子免疫研究所所长马骊教授认为有两种可能，免疫系统的免疫反应没那么强，临床表现比较潜行，也可能是由于其机体异质性，可与病毒和平共处。

对于无症状感染者的传染性是否强，武汉大学医学部病毒研究所教授杨占秋认为，和有症状的感染者相比，无症状感染者的传染性要相对小一点，因为传染性最强的是那种处于发热状态的病例。患者发热期间体内有大量病毒排出。国家疾病预防控制中心首席流行病学家曾光也认为，一般来说，无症状感染者的病毒传播能力要比有症状者弱。呼吸道传染病的共同特点是越发热、越咳嗽的患者，传播力越强，发热正是由于病毒在体内大量繁殖。

对于现阶段到底有多少无症状感染者，钟南山院士认为，目前这个阶段中国不存在大量无症状感染者。如果有，这些无症状感染者一定会把病毒传染给其他人，使得中国新冠肺炎确诊人数更高。但实际上，近段时间以来，中国新确诊人数并没有上升，由此推断，中国无症状感染者数量并不高。

至于无症状感染者为何不纳入确诊病例，国家卫生健康委员会新冠肺炎专家组成员王广发分析认为，从临床角度来说，把无症状感染者排除在确诊病例数据外是有道理的，因为没有症状的人不需要临床治疗。

中国工程院院士李兰娟指出，主要通过检测发现无症状感染者，尤其是有疫区接触史，患者接触史的人，一定要让他们主动报告，做好检测，发现后及时隔离和治疗，不至于再造成其他人的传播，所以对无症状感染者还是要引起我们的高度重视。还可以通过大数据来发现无症状感染者：有的人可能并不知道自己是否有接触史，这就需要通过大数据的手段，把他们找出来，尽早对他们进行检测。

中央应对新冠肺炎疫情工作领导小组提出，一旦发现无症状感染者，要立即按"四早"要求（早发现、早报告、早隔离、早治疗），严格集中隔离和医学管理。同时，尽快查清来源，对密切接触者也要实施隔离，进行医学观察。

国内如今为何高度重视这类感染者，复旦大学附属华山医院感染科主任张文宏指出，我国目前处于疫情防控 "下半场"，本土病例很少，所以越来越重视无症状感染者。而很多欧美国家处于疫情防控 "上半场"，主要应对的是有症状感染者。这种重视程度差异，是不同防控阶段所决定的。无症状携带者携带病毒延续的时间会超过 3 个星期，这类人如果不去医院治病，就不会被发现；如果从海外回来，不被检测，也不进行隔离，或者进行了隔离，2 个星期内他没有发病，第 3 个星期他就出去了，出去后病毒阳性，就会造成极大传播风险。

对于无症状感染者，普通人如何防护，蒋荣猛认为，虽然无症状感染者因为没有症状不去就诊，不容易被发现，有一定传染性，但人们只有在没有防护的情况下，和核酸阳性的无症状感染者近距离密切接触才有可能被感染，平时保持安全社交距离（如 1 ~ 2 米）便可预防。武汉市卫生健康委员会也提出，对于一般人群，戴口罩、留距离、勤洗手、不聚集等措施是最有效的防护手段。

无症状感染者是否需要接受治疗，蒋荣猛认为，如果核酸检测阳性，但无任何症状，就不需要特殊治疗，配合疾控人员做好隔离和观察即可；如果是单纯抗体阳性，说明已经产生了免疫力，更不用担心传染性，也不用担心其会发病。

（新民晚报　2020-03-31）

重返校园生活 20 问（摘编）

经过超长寒假和一个多月的在线教育，孩子们将重返校园。2020 年 4 月 27 日，上海高三年级、初三年级将返校开学。小伙伴们好久不见，能不能亲切地拥抱一下？开学后体育课怎么上？上学放学、晨检、午餐、上厕所，又要注意哪些 "防疫礼仪" ……记者就大众关心的中小学校园新冠肺炎防控热点，请上海交通大学医学院公共卫生学院院长王慧教授给予解答。

上学放学

学校实施错时上下学，可分年级错时到校，分年级、分班级分批放学离校，防止校门口学生和家长大量聚集。家长接送孩子时须戴口罩。疫情防控期间，若无特殊情况，家长未经许可，不得进入校内接送。

学生可尽量步行上下学，由家长陪伴。如需要乘坐公共交通工具，须佩戴口罩，配合工作人员检测体温，合格后才能进站。家长开车接送孩子，需安全、快速驶离学校。使用校车的学校，要加强规范管理。

进校晨检

学生返校前应在家长指引下做好健康自查，如果有发热、咳嗽等症状，应及时就医，并向班主任请假，报告病因等真实信息。学生入校时，教职员工应在学校门口晨检。学校应在校园出入口须配备热成像体温筛检仪，做好入校人员体温检测，一旦发现师生有疑似症状，应立即让其佩戴医用外科口罩，安排暂时隔离，并尽快通知学生家长做好及时就医和居家隔离工作。中小学生进教室前，应先洗手，学校可配备免洗手消毒液供人流高峰时使用。

校园活动

学校教室属于人员密集场所，根据国家发布的《公众科学戴口罩指引》，学生在教室里上课必须戴口罩。家长应给孩子准备适合的口罩，指导孩子正确戴口罩，养成勤洗手的习惯，不随地吐痰，注意咳嗽、打喷嚏时的卫生礼仪。同学之间交谈时，应保持适当距离，科学做好个人健康防护。

每天对教室进行通风换气，对所有物体表面和地面进行消毒，并保持环境清洁。课间尽量开窗通风，注意室内温度不能过低，避免学生感冒。天气暖和且空气质量较好的情况下，建议一直保持通风状态。其他室内场所（如图书馆、活动室、休息室等）也应每天开窗通风，温暖季节宜全日开窗。通风条件较差的室内场所，应尽量减少人员进出。

在户外运动场等人员非密集区域，人与人间隔较大的前提下，如体育课，原则上可以不戴口罩。学生课间休息时，应有序、分批到室外活动，多晒太阳，但不要扎堆嬉闹，尽量避免近距离接触。

疫情防控期间，学校应以套餐形式供餐，暂停自助选餐。师生应做到餐前洗手，戴口罩进入餐厅，间隔1米排队取餐。规范就餐流程，尽量集中分餐、送餐到班，分批、分散就餐，或延长食堂供餐时间，错峰进餐，应加大座位间隔，单面用餐，禁止交谈。

学生应有序排队上厕所，尽量保持人间距在1米以上。厕所的洗手设施应完备，必须配备洗手液或香皂，有条件的可使用感应式水龙头、擦手纸或干手机。

家庭防护

在家庭卫生防护中，家长要做好孩子的健康监护，严格落实手卫生措施，餐前、便前、便后、接触垃圾后、外出归来、接触动物后、触摸眼睛等"易感"部位前、咳嗽或打喷嚏后、佩戴口罩前、摘口罩后、接触公共物品（如学校电脑、体育器材、电梯按钮、扶手、打卡机等）后、感觉手脏等情况下，均要洗手。另外，学生放学后最好直接回家，尽量避免在人流密集场所逗留。疫情防控期间，为了孩子的健康，家长不要在外聚餐。

心理疏导

开学后，家长要关注孩子的适应情况，加强与教师的沟通交流，当孩子出现心理问题时，要进行积极引导，营造和谐的家庭氛围。帮助学生尽快适应学校生活，通过疫情客观认知自身优缺点，积极地面对未来。高三考生可以"动静两相宜"的方式进行心理调节，如每天坚持运动半小时，通过深呼吸让身体放松下来，或通过倾诉释放情绪、合理宣泄，促进平稳、专注的状态。应重点关注高三、初三、五年级等学生群体，加强引导，减轻升学焦虑，及时开展心理健康服务。

（上观新闻 作者：许沁 2020-04-14）

上海市民"不良生活方式排行榜"出炉

2020 年 4 月 13 日，由上海市爱国卫生运动委员会办公室、上海市健康促进委员会办公室、上海健康医学院、上海市健康促进中心共同开展的"影响市民健康的不良生活方式"社会调查结果出炉。

上海健康医学院院长黄钢介绍，自 2017 年以来，上海健康医学院每年发布《中国城市健康生活报告》蓝皮书，持续研究城市居民健康生活及其改善情况。近年来，不健康的生活方式在人群中日渐普遍，由此引发的健康问题日益突出。实际上，这些"生活方式病"完全可防可控。

影响市民健康的不良生活方式（前10位）

1. 久坐不动，缺乏体育锻炼
2. 经常吃油炸、烧烤和烟熏食品
3. 三餐饮食无规律，经常不吃早餐或深夜餐食
4. 常吃"外卖"，暴饮暴食，用零食代替正餐
5. 烧菜过量添加食盐、酱油和糖
6. 吸烟
7. 常喝含糖饮料
8. 过量饮酒
9. 作息不规律，经常熬夜，睡眠不足
10. 每天喝水少，口渴才喝水

影响青少年的不良生活方式（前5位）

1. 经常吃油炸、烧烤食品
2. 常常喝含糖饮料
3. 常吃"外卖"，暴饮暴食，用零食代替正餐
4. 三餐饮食无规律，经常不吃早餐或深夜餐食
5. 久坐不动，缺乏体育锻炼

影响老年人的不良生活方式（前5位）

1. 经常吃腌制食品、贮存不当的隔夜饭菜
2. 烧菜过量添加食盐、酱油和糖
3. 久坐不动，缺乏体育锻炼
4. 吸烟
5. 过量饮酒

影响职业人群的不良生活方式（前5位）

1. 久坐不动，缺乏体育锻炼
2. 三餐饮食无规律，经常不吃早餐、吃 "外卖"、深夜餐食
3. 作息不规律，经常熬夜，睡眠不足
4. 长时间使用电子产品（电脑、手机、游戏机等）
5. 盲目靠代餐减重，不吃主食，用零食点心代替正餐

上海市健康促进中心主任吴立明介绍，为更有针对性开展健康知识普及、更有效进行全民健康教育，市爱卫办、市健促办携手上海健康医学院、市健康促进中心共同开展 "影响市民健康的不良生活方式" 社会调查，对上海市民的不健康生活方式进行 "大摸底"。本次社会调查于2019年12月18日启动，共有7600多位市民踊跃参与。

"久坐不动" 成现代人 "第一不良生活方式"
专家建议：设定小目标，"少坐多动" 并不难。

此次社会调查特聘专家、上海交通大学医学院公共卫生学院院长王慧教授指出，久坐不利于人体新陈代谢，会增加肥胖、糖尿病、心血管疾病等慢性病的患病风险。如何做到 "少坐多动"？专家指出，运动并非一定要去健身房，大家可以根据自身情况，设定具体、可衡量的小目标。例如：在午餐时间散步20分钟；工作1小时左右，起身走动一下或做做伸展运动；晚饭后与家人一起散步；一边看电视，一边做运动等。

油炸、烧烤、腌制、隔夜菜 "组团" 来 "偷袭"
专家建议："一老一小"，尤其要严把饮食关。

针对青少年和老年人的调查结果显示，"饮食不健康" 的问题尤为突出。青少年常吃油炸、烧烤食品，爱喝含糖饮料，常吃 "外卖"；老年人爱吃腌制食物，隔夜菜也常常 "舍不得扔"。

专家建议，学校应对青少年开展健康膳食宣传教育，限制校内零食、含糖饮料的销售；食堂应减少油炸、烧烤食物的供应，以蒸、煮为主；家

长应配合学校做好监督，鼓励孩子多饮白开水，少喝含糖饮料；政府部门应加大食品安全监督管理，限制"外卖"餐饮进入校园，减少学校周边零食快餐店，坚决杜绝食用野生动物。

老年人应认识到，腌制食品、隔夜菜中亚硝酸盐含量高，长期食用会增加罹患肿瘤等多种疾病的风险。老年人消化功能减弱，饮食应清淡而有营养，每日应保证足够的碳水化合物、蛋白质，以及适量脂肪的摄入，多吃新鲜蔬菜和水果，还要保证充足的饮水量。

上海人做菜喜欢"浓油赤酱"，烹饪时往往会过量添加盐、酱油和糖。专家建议，饮食口味要清淡，烹饪时应少放盐和糖，家里"控盐勺"用起来；多吃蒸南瓜、蒸甘薯、生黄瓜等，无盐仍然美味；少吃高盐食品，如咸菜、咸肉、酱菜等，鸡精、味精、豆豉等"含盐大户"也要尽量远离。

"外卖"、夜宵"防不胜防"

专家建议：三餐规律才健康。

对于职场人群而言，"三餐饮食无规律，经常不吃早餐、吃'外卖'、深夜餐食"也是十分普遍的饮食陋习。

专家建议，晚上6时以后不宜再进食高能量食物，尤其要避免深夜进食；减少含糖饮料摄入量，若一定要喝饮料，应尽量选择无糖的茶和咖啡；在家烹饪和用餐，不仅能保证食材新鲜、营养，还有助于养成规律的饮食习惯；如果确实需要点"外卖"，应选择正规餐饮机构，点餐的食物应以蔬菜、谷物为主，避免选择油炸、烧烤类食物。

小·贴·士

上海市爱卫办（上海市健促办）副主任、上海市卫生健康委健康促进处处长王彤表示，新冠肺炎疫情使全体上海市民的健康意识空前高涨，此次调查有助于上海更精准、更科学、更全面地开展全民健康生活方式行动。2020年1月，上海开始向全市800多万户常住居民家庭免费发放"健康礼包"，包括1本《上海市民居家健康知识读本》和2张"健康上海全景地图"，把居家健康知识送进千家万户。

　　此外，上海市健康促进中心还将联合上海健康医学院开展"上海市健康生活方式活动月"等系列宣传活动，并针对青少年、老年人和职业人群，通过健康大讲堂、健康科普知识竞赛等形式，广泛宣传健康生活方式相关知识，让上海市民告别"生活方式病"，强化全民健康意识，提升健康素养水平，用行动创造高品质健康生活，用行动打造健康之城。

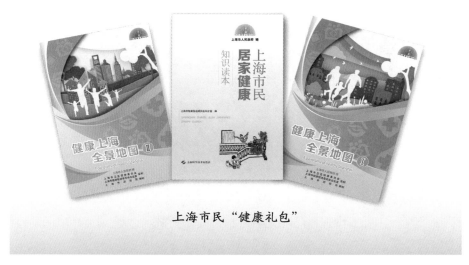

上海市民"健康礼包"

（"大众医学"微信公众号　2020-04-14）

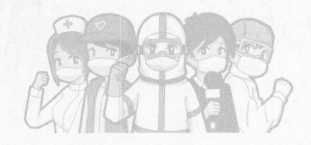

第五章

战"疫"新闻发布会科普

　　在上海市政府新闻办公室的支持下，市新冠肺炎疫情防控新闻发布会增设了健康科普环节。27 期健康提示涵盖全民健康、个人防护、心理疏导、运动营养、科学就医等方方面面。共有 17 位医学专家在发布会上进行健康提示或回答记者提问。在新闻发布会上设科普环节，及时回应社会关切，这既是创新，更得民心。

科普问答

2020年 一月 30

问： 新型冠状病毒的传播是不是存在边际效应，是不是传播越广，毒性越低？

中国工程院院士闻玉梅： 关于新型冠状病毒，市民大概有两个最关心的问题：为什么在 10 天或者 15 天之内会出现拐点？科学基础是什么？科学基础是：

第一，因为在病毒感染的过程中，人体是会产生免疫力的，免疫力产生以后，病毒的载量和感染能力会下降。国家采取一系列措施，将患者或者感染者控制后，经过 1 ～ 2 个潜伏期（1 个潜伏期是 12 ～ 14 天，2 个潜伏期是 1 个月），拐点大概就会出现。

第二，任何病毒的传播都有一个高峰期，然后再慢慢下降。但要注意一点，防止病毒发生变异。如果病毒发生变异（虽然这种可能性不大），还是有可能引起一些比较严重的问题的。

问： 疫情拐点出现的标志有哪些？

中国工程院院士闻玉梅：
疫情拐点出现的标志有两个：一是疑似感染人数下降，二是发病人数下降。受病毒感染的人们是群体，我们看到的每一个人是个体。群体经过感染以后，会产生免疫力，就像历史上所有的传染病一样，都会有一个下降的过程。拐点出现的时间，一方面取

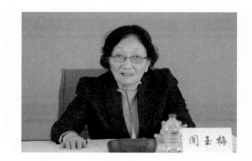

中国工程院院士、复旦大学上海医学院
医学分子实验室创始人 闻玉梅

决于群体的免疫力，病毒传播少了，病例数慢慢就降下来了；另一方面则取决于我们采取的干预措施，如早发现、早隔离。

大多数流行病学专家、病毒学专家和临床医学专家都认为疫情不会一直持续下去。传染病总是有一个过程或者有一个恢复期。或许20天到1个月后，我们就有望看到拐点。

  对于下一步的防控及市民个人防护，您有什么建议？

复旦大学上海医学院副院长、疫情防控公共卫生专家组成员吴凡： 我注意到，有普通市民觉得，外面天气晴好，病例数也少了，待在家里实在憋不住，想出去走走。

我要告诉大家，之前防控中有效的措施就是减少人员的聚集，这是非常关键的。大家一定要提高认识，任何一种传染病的防控都没有局外人，如果大家认为"我是普通百姓，防控工作跟我没什么关系"，那就错了。每一个人都是这场疫情阻击战的参与者和贡献者。正向的贡献怎么做？在下一阶段，一方面要保持对疫情高度的重视，有一定的紧张度，同时也要用科学、理性的态度对待疫情。

大家在这段时间仍要做好个人防护，家里、工作场所要经常开窗通风。尤其是办公室位于商务大楼内的，更要及时、定时开窗通风。同时要减少人员聚集，如不聚会、不聚餐、不开大会、不搞大型活动。一些必须面对面讨论的会议，应尽量减少不必要的人员参与，座位的间隔距离远一点。能用远程办公、电话会议解决的，就不见面。总之，原则就是减少人与人之间的近距离接触。

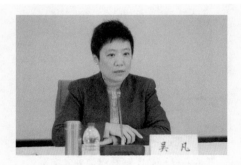

复旦大学上海医学院副院长、
疫情防控公共卫生专家组成员　吴 凡

从个人防护角度来讲，坚持健康的生活方式很重要，要保证充分的营养摄入和充足的睡眠。这段时间大部分市民"宅"在家，睡眠都很好，但也有人告诉我，晚上追剧到凌晨2时还没睡觉，这对健康是非常不利的。充足的睡眠、足够的营养，是抵抗病毒的良方。

另外，如果有亲戚朋友从重点地区来沪，要敦促他们登记、申报，并且主动进行健康随访和管理。如果发现健康状况异常，可以先打电话或通过网上咨询来解决问题，而不是贸然去医院。如果确实需要去医院，要做好个人防护，戴好口罩。最后提醒大家，人群聚集的公共场所尽量少去；如果要去，一定要做好个人防护。

2020年 二月 6

问： 随着防控措施不断加强，有些市民情绪紧张，专家有什么建议？

上海市精神卫生中心主任医师谢斌： 在重大疫情期间，适度的焦虑是难免的，甚至还有一定的必要性，有助于引起市民的重视，积极采取防控措施。但是，市民朋友们要避免过度焦虑和恐慌。为了便于记忆，我们简单地概括了7条主要做法：①保持规律、健康的生活作息；②控制每天接受疫情相关信息的时间和信息量；③适当运动；④进行积极的自我暗示；⑤通过看书、听音乐、室内运动等转移注意力；⑥学习一些放松技巧；⑦成年人每天的睡眠时间最好不少于7小时，儿童青少年的睡眠时间还要多一些。

如果经过自我调整后，还是无法解决失眠、惊恐、强迫等症状，不妨积极寻求专业人员的帮助。在上海市卫生健康委员会的指导下，我们在"上海健康云APP"开展线上心理咨询，上海市

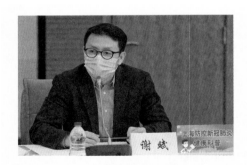

健康上海行动专家咨询委员会专家、
上海市精神卫生中心党委书记　谢　斌

精神卫生中心也推出了互联网快速问诊通道、情绪自我评估工具和心理援助热线，市民朋友可以登录"上海健康云 APP"或拨打"12320-5"，接受心理健康咨询服务。

此外，针对医护人员或者专门从事防控相关工作的人员，还可以建立一些心理互助小组，适当缓解工作压力。上海市精神卫生中心官方微信公众号上有各种音频、视频材料，大家也可以关注。

问： 有网友用白酒兑水制作消毒液，请问这样靠谱吗？在消毒方面有哪些建议？

上海市疾病预防控制中心主任付晨： 老百姓家中只要保持清洁即可，不需要进行特殊消毒，除非家中出现有症状的病例，或有人进行居家隔离时，才需要采取一些消毒措施。消毒措施一般针对的是家里的重点区域，如卫生间、厨房，以及一些被经常接触的部位，包括门把手、水龙头等。小区也不需要过度消毒，人们经常接触的部位，如楼梯扶手、电梯按键及门禁系统按键等需要定期消毒，小区的道路和绿化带不需要进行特殊消毒。

由于酒精浓度需要达到 75% 才有消毒效果，市售白酒的酒精浓度差异较大，大部分白酒达不到有效消毒浓度。因此，用白酒消毒是达不到消毒效果的。

用酒精消毒，最好采用擦拭的方法，不要喷洒，否则容易造成危险。储存酒精应远离火源和小朋友可以接触的地方。市售的消毒剂一般都是浓缩的，要按照说明书进行稀释后使用。例如，5% 的 84 消毒液和水要按 1：99 的比例稀释后使用。

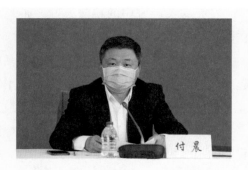

上海市疾病预防控制中心主任　付晨

2020年
二月 17

问： 上海市的心理咨询平台已经开通一段时间了，比较集中的话题有哪些？专家有什么意见和建议？

上海市精神卫生中心主任医师谢斌： 市民朋友比较关心的话题可归为三大类：第一类是焦虑、郁闷情绪，睡眠困难等问题，以及这些问题带来的躯体反应，如心悸、胃口差等；第二类是家庭、亲子关系问题，如与长辈或子女相处的问题、家庭矛盾等；第三类是工作、学习压力问题，如出门上班怕被传染、工作强度过大等。后续我们会将这些问题进行汇总，并组织各方专家"会诊"，提出更精准、更有效的心理疏导和干预措施。这里我先提几点原则。

对上海市民来说，现阶段最重要的还是信心。首先，我们要对上海市已经采取的各项防控措施有信心，从疫情的走势也能看出，我们一定会取得最终胜利。其次，我们要对上海疾病预防控制体系和医疗救治体系有信心，即使生病了，也不用担心得不到及时救治，没有病更用不着整天忧心忡忡。再次，我们要对自身有充分的信心，网上说"上海人最怕死"，这就是我们重要的"底气"。因为在传染病面前，如果人人都怕死，都重视，就有可能最快地阻断疾病传播。

此外，我还有四点建议。

一是学会"抱团取暖"。亲朋好友微信群中可以尽量多一些支持和鼓励，交流情绪体验并分享成功经验，分散对引发负面情绪问题的过度关注。

二是多关心家中的特殊人群，如老人、孩子、孕产妇、慢性病患者。在做好个人和家庭成员身体防护的同时，进一步重视"心理防护"。

三是把自己"唤醒"，增加单调生活中的"仪式感"。例如，每天定时起床，与小伙伴相约"打卡"，形成工作契约，在墙上贴日程表和工作进度表，在心理上先行过渡到正常学习、工作、生活等状态。

四是要有"弹性"，学会用长期目标来指导短期变化。因为疫情关系，我们的很多短期计划无法实施，但换个角度看，这不过就是人生经历的一部分，只要长期目标不变，可以适当调整短期的计划，以更好地适应当前的挑战，完成长远目标。

问： 有不少市民佩戴护目镜出门，能否从专业角度介绍一下，市民出门时有没有必要佩戴护目镜？孩子们目前在家上网课，很多家长为了保护孩子的视力，会给孩子佩戴防蓝光眼镜或用投影仪替代电视，这么做有没有必要？

2020年 二月28

上海市眼病防治中心主任医师邹海东： 目前，呼吸道飞沫和密切接触被认为是新冠病毒的主要传播途径。虽然新冠病毒主要通过口、鼻黏膜传播，但眼结膜也是黏膜组织，也容易被病毒侵入，有可能引发病毒性结膜炎，所以大家要养成"勤洗手、正确洗手"的好习惯，千万不要用手（尤其是在没有洗手的情况下）揉眼睛。

眼结膜有其"特殊性"，进入眼结膜的病毒不会直接进入肺部，而会先遇到泪液。泪液具有稀释和抵抗病毒的作用，所以病毒飞沫入眼导致肺部感染的可能性是非常低的。我的观点是，医护人员在医院坐诊时可以佩戴护目镜，普通市民外出时不用佩戴护目镜。

防蓝光眼镜设计的初衷是减少短波长的光线，包括蓝光对人视网膜细胞的损伤。对孩子来说，佩戴蓝光眼镜能否减少近视的发生，目前尚无定论。戴了防蓝光眼镜以后，孩子往往会觉得电脑屏幕偏暗，可能会不自觉地调整亮度，这么做带来的损伤未知。因此，我不推荐孩子戴防蓝光眼镜阅读和学习。

与投影仪相比，电视机的屏幕更亮，屏幕闪烁度更高，孩子使用投影仪进行学习会觉得舒适。但是，家用投影仪的分辨率要高，还必须有大的屏幕，周边环境的亮度要适宜，才能使孩子获得好的视觉体验。

最后，我必须强调，无

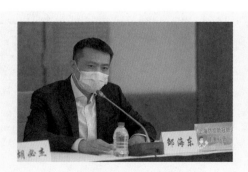

中华全国防盲技术指导组副组长、
上海市眼病防治中心党委书记　邹海东

论是防蓝光眼镜还是投影仪，目前都没有科学证据证实这些手段可以减少或减缓孩子近视的发生和发展。目前已经明确的预防近视发生和发展的两个途径是增加户外活动时间和减少持续近距离用眼的时间。

 问： 现在很多人的恐惧、焦虑来自对未来的不确定性，面对这样的情绪，能不能给市民朋友一些建议？

上海市精神卫生中心主任医师谢斌： 遇到自己未知的事物，每个人都有可能出现缺乏安全感、焦虑的情绪。这是由于未知事物降低了我们的"自我效能感"。就像两个人比赛时，如果上场时对对手一无所知，就会对自己没有把握，不知道能不能打赢对手。

在疫情初期，很多市民没有安全感，有些人可能采取过度防护的方式来应对，比如用塑料雨衣包裹全身、自制各种防毒"神器"、反复消毒、过度洗手等。要提升自我安全感，应从心理上进行必要的调适，我提三点建议。

一是用知识武装自己。可以通过"靠谱"的途径学一些疾病防护知识。人们的焦虑往往来自不了解和无法掌控，了解越多，焦虑体验就越少。

二是让头脑变得"简单"点。与其整天焦虑，不如让身体"忙"起来，转移一下注意力，体验愉快的感觉。简单的放松训练和运动，如呼吸训练、冥想、居家运动等，都是不错的选择。

三是借专业援助"托底"。在必要时，可以寻求专业帮助。"600号"（上海市精神卫生中心）和遍布全市的区精神卫生中心、心理健康机构都可以为市民朋友充当情绪的"垃圾桶"，让大家摆脱负面情绪，更轻松地面对疫情。

问： 您对慢性病患者在疫情期间如何防治疾病有什么建议？

中国工程院院士、上海交通大学医学院附属瑞金医院院长宁光： 对慢性病的诊疗来说，我们一直强调健康靠自己，个人是健康的第一负责人。因此，我对市民朋友有四条措施和建议。

第一，开具"长处方"。对于诊断明确、病情比较稳定的慢性病患者，比如稳定的糖尿病、高血压、冠心病患者，可以开具"长处方"。瑞金医院对慢性病患者和肿瘤患者的用药处方量已经延长至2～3个月，方便患者把药配足，尽量减少反复来医院配药，减少交叉感染的风险。我们还专门设立简易门诊窗口，方便不需要做检查的慢性病患者快速配药。

第二，网上咨询。这对慢性病患者来说是非常有利的，如果在家有任何不适或病情改变，可以及时上网咨询。瑞金医院各慢性病专科都已经实现医生24小时轮流在线，及时回答患者的问题，掌握患者病情，并给予专业的指导。市民朋友们可能会发现，原来挂不到号的著名专家，最近可能在网上给你带来惊喜，他们会亲自回答很多问题。

第三，药不能停。糖尿病、高血压、冠心病等慢性病患者绝不能随便减药或停药，否则不但可能导致病情加重，还可能发生危险。慢性病患者如果感染新冠病毒，往往病情较重，所以一定要做好防控。大家应做到"五不、五常"："五不"指不出门（减少出门）、不聚会、不聚餐、不久坐、不停药；"五常"指常开窗、常态（规律）生活、常运动、常联系、常调整。"常联系"指的是，除了和亲戚朋友常联系、互道平安之外，也可以在网上和医生常联系；

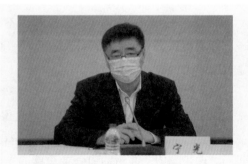

中国工程院院士、上海交通大学医学院
附属瑞金医院院长 宁光

"常调整"就是希望大家能够调整心态，并且要在医生的建议下调整治疗方案，调整用药。

此外，市民朋友们不要因为无法出门，在生活上就随随便便，还是要尽量保持规律作息，以及情绪的稳定和乐观。我是一位糖尿病方面的医生，我们总结了糖尿病患者管理的七个"法宝"：健康教育、均衡营养、适当运动、规范用药、血糖监测、规律作息和关注心理。市民朋友如果有兴趣，可以关注瑞金医院的"新冠瑞金说"和"抗疫瑞金说"，那里有更多、更详细的建议。总之，大家可以"闷在家里"，但是一定要"动在房里"，这样才能把慢性病防治做得更好。

第四，社区卫生服务中心可以为慢性病患者提供健康管理和服务。医联体中的三级、二级医院可以为他们提供技术支撑和转诊便利，市民们可以到附近的社区卫生服务中心咨询。

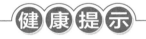

→ 复工复产健康提示

面对新冠疫情，我们要不松懈、不麻痹、不侥幸，有序推进复工复产。普通市民要做到高高兴兴上班，平平安安回家，可以按照上班复工的健康提示来做。

第一，如果通勤距离短，首选步行和骑行；搭乘地铁、公交时，全程佩戴口罩，配合进站测体温，尽量与人保持间距，不闲聊。

第二，进入单位先测体温，提倡走楼梯，乘坐电梯不交谈；电话、键盘、鼠标常消毒；开窗通风时要保暖。

第三，与人交流保持距离，非独立办公者均需佩戴口罩。

第四，错峰用餐，排队保持一定距离，单独进餐。食堂就餐留间距，不摸手机、不交谈。

第五，下班直接回家，不聚会、不聚餐。

第六，养成良好卫生习惯，注意打喷嚏礼仪。

总之，要牢记防护口诀：勤洗手，戴口罩，不摸眼、口、鼻，测体温，不聚会，与人留距离。

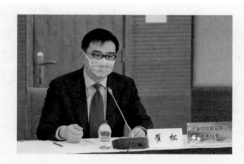

国家中医药管理局中医药文化科普巡讲团专家、上海中医药大学附属曙光医院主任医师 崔松

企业也应当充分履行自己的职责。复工前需了解员工的出行情况、健康状况，督促返沪员工做好健康观察，主动管好人、守住门。复工后，企业应落实"专人检测体温"，每天做好开窗通风和公共区域的预防性消毒，清洁需频繁，消毒要适度。避免过度消毒，消毒水不是花露水，尤其不要往人身上喷。

对于生产型企业而言，应着重加强人员管理，外来人员谢绝入内；生产场所加强空气流通；员工餐厅做好间隔和通风；重视集体宿舍管理。对于经营型企业来说，应拒绝不戴口罩者入内，服务时全程佩戴口罩，并保持一定距离；结算首选扫码支付。至于办公楼宇，则应在加强人员进出管理的同时，加强空调通风系统管理，对常用公共物品经常擦拭消毒，要少开会、控制会议规模。

非常时期，让我们携手并肩，共克时艰，用每一个人的自律与努力，确保平安、平稳复工复产。

（"上海发布"微信公众号 作者：崔松 2020-02-21）

→ 居家健康提示

防控新冠肺炎，"宅"字当前。"宅"在家里，减少外出，并做好家庭防护，就是对自己和家人最好的保护，也是对社会的积极贡献。

这里，我为大家送上居家健康生活的注意事项：①常开窗，加强室内通风；勤打扫，保持环境整洁；抹布"专布专用"，要勤换。②门把手、门铃、电灯开关、遥控器等物品可定期用 75% 的酒精棉球或消毒湿巾进行擦拭；一般无须对居室进行全面消毒，也不用对外套、鞋子、快递盒和宠物进行消毒。消毒水不是花露水，过度消毒也是毒，大家要记牢。③卧室物品要简洁，被褥勤换洗、常晾晒，充分利用好阳光这个不花钱的天然消毒剂。④厨房生、熟要分开，垃圾桶需加盖；肉类、蛋类烧熟、煮透；餐具洗后宜用消毒柜或煮沸方式进行消毒。⑤卫生间湿度大，更要常通风、保干燥；地漏常检查，确保存水弯功能正常；尤其须注意清洁剂和含氯消毒剂不能混用（两者产生化学反应释放的氯气对人体有害）；用完马桶，请盖上盖子再冲水。

此外，无论疫情防控期间还是疫情过后，都要养成居家健康好习惯。例如：讲卫生、勤洗手，打喷嚏时掩口鼻；把体温计、口罩、酒精棉球作为居家生活的"标配"；进餐用公筷或分餐制，不共用浴巾、水杯等用品，避免交叉污染；回家轻脱外套和鞋子、置于通风处后，马上洗手；加强健康监测，如有发热、干咳等症状，应佩戴口罩，避免与家人近距离接触，并及时就医。

家是社会的细胞，是温暖的港湾。今年市政府健康实事项目就是为上海每个家庭赠送一本《上海市民居家健康知识读本》。疫情过后，读本将继续发放。让我们共同关注居家健康，共同守护我们最心爱的人！

（"上海发布"微信公众号 作者：崔松 2020-02-22）

→ 市内出行健康提示

这几天，随着复产复工的有序推进，马路上人、车都多了起来。针对特殊时期工作日的早晚高峰，我来做一些市内出行的健康提示，让您上下班路上多一分安心。

首先，我要对广大公交、轨交（轨道交通）、出租车工作人员说一声：

"您辛苦了。"这段时间，你们的辛勤付出为广大乘客铸就了一份平安。请继续每天做好车站、车辆的清扫、清洁工作，并根据规范对车厢环境和公共物品进行预防性消毒。公交、出租车行驶过程中应适当开窗通风，并提醒乘客注意保暖。在岗期间规范佩戴口罩，注意手卫生。每天监测体温，若有不适，及时上报并就医。

其次，对于每一位出行者，上海市健康促进中心提醒您注意以下几点：① 搭乘公共交通，全程自觉佩戴口罩；提前查看车辆运营信息，减少候车时人员集聚。②配合进站体温检测，排队有间距；地铁分散候车，选择人少的车厢；条件允许时，请尽量隔位而坐、分散而立，谨记"距离产生美"。③乘车时，注意咳嗽和打喷嚏礼仪；尽量少触碰车厢内的公共物品；尽量采用非接触支付方式，非常时期，"扫一扫"更健康；避免用手接触眼、口、鼻。④下车后及时洗手，记录好自己每天的行程，以备特殊情况下的查询。⑤搭乘出租车请后排就坐，疫情防控期间记得扫"乘客登记二维码"，以便需要时能及时找到您。⑥一般情况下，私家车无须消毒，做好通风即可；独自驾车时不用佩戴口罩。

最后，我要再次强调，非常时期，应减少不必要的外出，减少不必要的排队。即使排队，也要保持间距，"屏屏牢"，勿要"轧闹猛"！同时做好出行防护，最大限度地减少交叉感染风险。愿每天都能遇见安全系数很高的您！

（"上海发布"微信公众号 作者：崔松 2020-02-23）

→ 办公楼宇防护健康提示

2020年 二月 24

上海作为国际化大都市，我市的许多职场人士又开始了朝九晚五的生活。办公楼宇人员相对密集，应如何做好防护？上海市健康促进中心准备了健康提示，为您保驾护航。

首先，谨记防疫"四大法宝"——戴口罩、勤洗手、多通风、不扎堆。因为病毒不能透过完好的皮肤，最薄弱的地方就是眼、口、鼻处的黏膜，所以心里应时时默念：没洗手不摸眼、口、鼻，没洗手不摸眼、口、鼻，没洗手不摸眼、口、鼻。重要的话说三遍！

其次，要主动配合体温检测和健康询问，关爱自己，履行社会责任。

第三，楼层不高最好走楼梯，电梯排队应留距离；少在门厅、走廊、茶水间等公共区域逗留和闲聊；尽量单独用餐。

第四，进入办公室先通风，然后用75%的酒精棉球或消毒湿巾对键盘、鼠标和电话等常用办公物品进行消毒；切记触摸公用物品后及时洗手；少开会，多用电话和视频办公；减少走动和谈话，新冠肺炎期间，牢记"一米，是爱你的距离"。

第五，关注权威声音，不传谣、不信谣；保证充足睡眠，不恐慌、不焦虑；进行适度锻炼，不久坐，不"堆肥"。

第六，为了您和他人健康，请不要吸烟；在室外吸烟区，也要注意与他人保持距离。吸烟的朋友们，在家吸烟，二手烟危害家人健康；出门戴口罩，不能吸烟，所以趁此机会戒了吧！

同时，单位和物业也要履行好管理义务，重点包括：加强人员健康管理，充分利用"一网通办""随申码"，把好复工入门关和外来访客关；每天安排测量体温，暂停使用指纹考勤，避免交叉污染；每天定时开窗，加强空调通风系统管理；门把手、各种按钮（按键）、茶水间、电梯、卫生间要经常性保洁和定期消毒；经常巡查，确保洗手液或肥皂的供应，有条件的可在公共区域提供免洗手消毒液。

科学防控需要每个人的参与，让我们做好防护，共同迎接风雨过后的彩虹。

（"上海发布"微信公众号　作者：崔松　2020-02-24）

→ **室内运动健康提示**

俗话说：铁不冶炼不成钢，人不运动不健康。适量运动能增强免疫力，有助于抵御病毒侵扰。考虑到新冠肺炎疫情当前，要减少外出，我就为大家做一下关于室内运动的健康科普。

室内运动每周持续时间应为 150 分钟以上。以全身性中等强度有氧运动（运动后心跳加快、微微出汗）为宜。运动时最佳心率的上、下限可以分别用 220 减去年龄，再分别乘以 80% 和 60% 来计算。心率高了不推荐，低了效果差。举个例子，如果你 30 岁，最佳心率的范围是（220－30）×60% 至（220－30）×80%，也就是每分钟 114 ～ 152 次；同理，如果你 60 岁，最佳心率的范围就是每分钟 96 ～ 128 次。运动过程中应结合自身状况，运动强度要循序渐进，切勿引发不适。

常见的室内有氧运动包括做健身操，跑步机、动感单车锻炼等，还可以练五禽戏、八段锦；室内无氧运动包括平板支撑、俯卧撑等。家长们可利用家中的生活用具和小朋友做些亲子运动。上班族因工作场所条件有限，可以在工作位区域做一些工间操，但千万不要多人集中锻炼。上海市健康促进中心针对室内运动提出以下四点健康提示。

第一，牢记"三个适宜"——状态适宜、环境适宜和着装适宜。运动千万条，安全第一条。身体不适不要勉强运动；要在空气流通、温度适宜的空间运动，千万不要扎堆；运动时应穿着轻便、吸汗的衣服和软底的鞋。

第二，非常时期，运动前后可用 75% 的酒精棉球或消毒湿巾对所用器械、用品进行擦拭消毒；运动过程中不要触摸眼、口、鼻；运动后要及时洗手。

第三，运动前应热身，运动后要拉伸；注意保暖，及时擦汗或更换汗湿的衣物，运动结束后穿上外套。运动过程中记得补充水分，但应分次饮用，不要一次大量饮水。

第四，在家运动时，不要影响周围邻居休息；还要注意健康饮食、规律作息、睡眠充足。

运动是对抗新型冠状病毒的有力武器。当然，我还要再提醒一句：别急着去跳广场舞，也别急着去健身房"撸铁"，再"闷忒一歇"，疫情不散，我们不约！

（"上海发布"微信公众号 作者：崔松 2020-02-25）

→ 居家学习健康提示

在疫情防控的非常时期，全市中小学生开展在线教育，做到"停课不停学，成长不停步"。居家在线学习，如何保护视力？如何保证学习质量？相信父母们一定有些焦虑，有一大串问号。今天，我就来讲讲居家学习过程中孩子们需要注意的问题。

第一，居家学习不是放假。应针对课程安排制定作息时间表，合理安排学习、休息、活动的时间，记得"早睡早起，充足睡眠"，上下学路上节省的时间，可以好好补觉。

第二，上网课也是上课，居家学习也需要些"仪式感"，如在上课前做好准备，梳洗干净、穿着整齐。姿态决定状态，细节决定成败，学习过程中，勿忘端正坐姿，"一拳、一尺、一寸"要记牢。

第三，用眼应遵循"3010"法则，即用眼 30 ～ 40 分钟后，让眼睛休息 10 分钟；每天可以做两次眼保健操，但要注意做操前认真洗手。

第四，按时吃饭，不暴饮暴食，不偏食节食，少吃油炸食品和高脂肪食物。多喝水，少喝或不喝含糖饮料。之前我劝大人们戒烟，今天我劝孩子们戒奶茶、戒含糖饮料！

第五，适度锻炼，控制电子产品的使用时间。每天"因地制宜"地做点广播操、健身操、俯卧撑等，注意运动安全，不要影响周围邻居。

同时，上海市健康促进中心也对广大家长提出如下建议：做好自我调整，轻言细语不焦躁，不要向孩子传递焦虑和负面情绪，为孩子营造安静学习的环境；疫情期间，孩子可能闹些小情绪，请家长多多关注并及时疏导；家长在家时要做榜样，尽量少用电子产品，利用居家时间与孩子多多沟通，增进感情。

期待疫情早日过去，让我们在校园里欢聚，共同迎接春暖花开的那一刻；也让这段共克时艰的日子成为小朋友们成长过程中的宝贵财富！

（"上海发布"微信公众号　作者：崔松　2020-02-26）

→ 公众就医健康提示

　　人吃五谷杂粮，难免头疼脑热。新冠疫情期间，是否该就医看病成了一道令人纠结的选择题。为了降低感染风险，原则上主张"非必须，不要去"。必须去医院时，要尽可能按照预约时段和科室就诊；尽可能按照预检分诊要求就诊；尽可能避免在人流量大的时候就诊。上海市健康促进中心还有五个锦囊，助您安心就医。

　　锦囊一：去医院前，先做点功课。为减少就医人流，避免交叉感染，上海市卫生健康委员会、申康医院发展中心设立"上海市发热咨询平台"，开通热线电话"33672885""33682885"，同步开通"新冠工作室"微信小程序，为市民提供 24 小时在线咨询服务。许多医院也都开通互联网在线咨询服务，大家可以先上网查一查，或打电话咨询，获得有用资讯。

　　锦囊二：熟悉就诊流程。当前医院门诊实行"全预约及实名制就诊"，请关注医院开放时间，分时段预约挂号，错峰就诊。分时段预约看病既方便患者，也有利于医院管理。

　　锦囊三：注意个人防护，包括全程佩戴口罩，避免用手触摸眼、口、鼻，尽量少接触公共物品，及时洗手（也可以随身携带免洗手消毒液）。

　　锦囊四：配合医院的体温检测和健康询问；排队时保持一定距离，尽量减少在院时间。

　　锦囊五：回家后立即更换衣物并洗手，佩戴的口罩应弃用，并注意自我健康观察。

　　最后，我还想嘱咐慢性病患者和儿童家长几句。高血压、糖尿病等慢性病患者要谨记"药不能停"，若病情有变化或有疑问，可以先和家庭医生联系，也可以通过线上医疗平台进行咨询。疫苗接种应根据预约通知前往或主动预约接种日期，没必要一口气屏到疫情结束，但应尽量减少陪护人员。强调一下，接种程序中所规定的推荐接种年龄在大部分情况下并不局限在某一天，只要处于推荐接种年龄范围，稍作延后不会影响疫苗效果。但犬咬伤患者应立即前往本市犬伤处置门诊接受规范处置。

防未病，治已病，看病也要"拎得清"。健康上海，你我共同守护！

（"上海发布"微信公众号　作者：崔松　2020-02-27）

→ 居家用眼健康提示

疫情当前，"居家"和"线上"是"主旋律"，该如何保护好我们的眼睛？上海市眼病防治中心为您讲讲居家眼健康科普知识。

第一，切忌用眼过度。长时间近距离用眼（如玩手机、打游戏等）容易发生"视频终端综合征"，出现眼酸、胀痛，引发或加重干眼症，严重的会发生视力下降、神经衰弱和抵抗力下降等。因此，成年人看手机和电脑 20 分钟后，要休息眺望远处至少 20 秒钟以上。适度的居家锻炼可改善干眼症状。

第二，防控儿童近视。近视没有特效药，家长重视最重要！要严格控制孩子近距离用眼时间，年龄越小，连续用眼的时间应越短。阅读、写字时应确保光线适宜，要做到"一拳、一尺、一寸"。坚持上、下午各做一次眼保健操。要注意，做操前一定要认真洗手。在通风防疫的同时，要在早晨、中午、下午的不同时间段，尽量让孩子到阳台、窗口或自家院子里放松远眺，接触户外自然光，每天"目浴"阳光累计 60 分钟以上，才能减少近视的发生。

第三，正确处理异物。居家锻炼或打扫卫生时，有异物（如灰尘、纸屑等）溅入眼内，千万不要用手揉眼睛，应轻闭双眼或稍眨眼，尽量让异物随泪水流出。如有消毒液不慎溅入眼内，不必慌张，应立即用大量纯净水、矿泉水或自来水冲洗眼睛至少 15 分钟。目前本市各家医院都已开通线上医疗咨询服务，大家可在线上咨询眼科医生。

总之，疫情居家时期，提醒大家要牢记：自然光，防近视；多休息，勤做操；先洗手，再摸眼；轻眼病，缓就医；重眼病，马上治。期待疫情早点过去，春暖花开时我们一起去看看外面"睛"彩的世界。

（"上海发布"微信公众号　作者：邹海东　2020-02-28）

→ 安心"宅"家健康提示

春暖花开，社会生活也在逐步有序恢复。"宅"家已久的部分市民对新冠肺炎的防护意识已经变淡，产生麻痹心理。如何避免侥幸心理引起的"为所欲为"，继续安心"宅"家呢？上海市精神卫生中心给您支招。

建议大家想要放飞自我前，先抛给自己三个"灵魂拷问"：凭什么，为什么，以及做什么？想想上海疫情的良好态势如何走到今天？如果现在每个人都提前"放飞自我"，对于整个上海来说会是怎样的景象？如果不能"为所欲为"，有没有其他办法可以让我过得更开心一点？

找出这些问题的答案，有助于我们重新整理好情绪，做出应对。

第一，要牢记"行百里者半九十"。跑长跑的都知道，长跑中的"意外"一般都在快到终点时发生。你看到终点了，可能心态会有所松懈，容易出现"意外"。面对一种新发的传染病，谨慎、谦卑才是最好的态度。不到最后关头，任何的松懈、麻痹都有导致前功尽弃的可能。

第二，不要挑战人性的弱点，以为"我一个人开心就好，其他人还是会继续自律的"。一只蝴蝶翅膀的扇动就可能引发一场风暴，以为只有你一个人是例外，结果可能就是一场雪崩式的失守。希望市民朋友相互之间多提醒、多鼓励。大家一起继续坚守，有些人说"屏牢了 I see you，屏不牢 ICU"，我觉得这是一种善意提醒。

第三，探索走出惯性的"舒适区"。相信这次疫情过后，上海市民见面碰拳、拱手的行为会多起来，用公勺公筷的会多起来。我们还可以趁现在的机会多尝试一些"生活新方式"，比如：降低需求，有些东西觉得麻烦就不要再买了；延迟满足，把最大的惊喜放到最后；有意义的独处，与自己的心灵对话；等等。相信疫情结束之后，不仅可以为今后留下一段难忘的回忆，甚至还有可能创造一些新的生活场景、新的玩法出来，于个人、于社会都有益。

总之，疫情时期，提醒大家要牢记：道路千万条，安全第一条；控制灵魂对自由的渴望，麻痹大意切不可；不要扎堆人群，远离人山人海。请大家再"屏一屏""忍一忍",待病毒消散,骑马踏花,看尽山河绚烂——所有美好不必急于一时。

("上海发布"微信公众号 作者:谢斌 2020-02-29)

 → 慢性病患者疫情期间健康提示

与健康人群相比,慢性病患者如果感染新型冠状病毒,病情会更为严重。那么,疫情期间,慢性病患者除了"宅"在家,还有哪些注意事项呢?上海市健康促进中心提醒慢性病患者牢记三点:定时监测、规范用药、自我管理。

定时监测是指要经常监测血压、血糖、体重等指标,并做好记录。测量血压有个顺口溜:小便排空再测量,静坐片刻在桌旁,测压前臂与心平,双脚自然地上放,2 至 3 次取平均,每天 2 次记心上。"糖友"每周测血糖应不少于 3 次,测量前先洗手,重点关注空腹和餐后 2 小时的血糖,运动后不宜立即检测血糖。

规范用药是慢性病治疗的关键。请谨遵医嘱,切勿擅自换药、停药或减少药量。疫情期间可采取延长处方、互联网＋医疗服务等方式,减少去医院的次数。

自我管理、践行健康的生活方式也是慢性病管理的重要一环。饮食要低盐、低糖、少油,保证蛋白质和蔬菜的摄入量;戒烟、戒酒、规律作息;适量运动,八段锦、五禽戏都是很好的锻炼项目;和朋友们分享营养美食、室内运动的成果和经验,也有助于保持积极、愉悦的心情。

当然,如果出现明显不适或急症,应及时就医。

有些朋友"宅"久了,感到有些胸闷、心悸,担心心脏有问题。我教大家一个简单的自测方法。在家里找一段稍长的距离,以自己日常的最快步速,折返行走 6 分钟,结束后测量步行距离。如果超过 500 米,也没有什么不舒服,那心脏功能就没问题。如果只是头有点晕,那可能是您折返太多、转圈转晕了。

《黄帝内经》中有这样一句话："虚邪贼风，避之有时；精神内守，病安从来。"大意是，要注意适时回避可能影响健康的因素，保持内心的镇定，病邪就无法侵犯。请慢性病患者朋友们对外做好防护、防止病毒侵袭，对己加强管理、调整自我状态。祝大家安然度过这次新冠肺炎疫情。

（"上海发布"微信公众号 作者：崔松 2020-03-01）

→ 颈痛、肩背痛的健康提示

面对疫情，我们提倡"非必要，不出门"。现在很多人"宅"在家里，以不出门的方式，为抗击新冠肺炎疫情做贡献。但是，在家刷手机、玩平板电脑、居家电脑办公姿势不正确，时间久了就会出现"宅出来的痛"。那该如何缓解这些"宅出来的痛"呢？

"宅出来的痛"分两种。第一种是颈痛。当低头看手机或平板电脑等电子设备时，颈椎大约屈曲60°，由于头的重力作用，颈部肌肉要承受25千克左右的重量。如果头再低一些，承受的重量更大。颈部肌肉长时间维持一个姿势，脖子承受这么大的重量，就会损伤肌肉，出现肌肉僵硬、疼痛。第二种是肩背痛。同样道理，长时间以不正确的姿势躺在沙发或床上，也会造成肩背部肌肉损伤，有时不仅觉得脖子不舒服，肩背部好像也有牵拉感，觉得酸痛。

为此，我们可以做几组简单的颈部和肩背部的健身动作。

（1）颈部自由活动：前后低头和仰头，左右旋转头部。

（2）颈部极限活动：前后缓慢低头、仰头到极限的位置，左右旋转头部到极限（眩晕症患者不宜做此动作）。

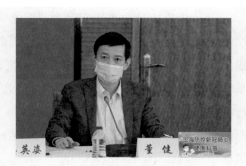

复旦大学医学科普研究所所长、
复旦大学附属中山医院骨科主任 董健

185

（3）颈部肌肉对抗训练：颈椎保持中立位，双手抵住前额，头部同时尽量向前移动，两个动作形成对抗；双手撑在颈后，头部同时尽量向后移动，手掌对抗头部后伸运动；手掌放在头部一侧，推移头部，头部向反方向与这一动作对抗。

（4）肩背部活动（"YTW"动作）：将双臂向两侧斜上方伸直，这时我们身体呈现英文字母"Y"的形状；双臂侧平举，这就是"T"；将肘关节弯曲，掌心向前，双侧肩关节向后打开，类似做扩胸动作，像"W"的形状。

以上四组动作可以明显缓解疼痛症状，如果持续一两周不缓解，患者还是应到医院做检查。这几组动作不仅适用于疫情期间，用于平时锻炼也很有好处。大家若能坚持长期锻炼，将对颈椎的保护有很大作用。

（"上海发布"微信公众号 作者：董健 2020-03-02）

→ 个人防护健康提示

春暖花开，您是不是早就期待结伴赏樱？上海市健康促进中心提醒您："自我放飞还过早，继续'屏牢'是关键。""戴口罩、勤洗手、多通风、不扎堆"想必大家已经耳熟能详，我们再聊一聊个人防护的其他几个问题。

一是头发。外出回家就要洗头吗？答案是"不需要"。头发上沾到致病浓度活病毒飞沫的可能性非常低，因此，回家后不需要马上洗头，只要根据自己平时的习惯正常清洗就行，洗发太频繁反而会伤害头发。另外，平时外出戴个帽子也是个好办法。提醒大家，"忧愁早白"，面对疫情不要过度焦虑，放松心情，养发应由内而外。

二是面部。口罩戴久了，压痕、痘痘可能影响"颜值"，怎么办？解决这个问题，第一要选对口罩，大小要适合自己脸型，保证贴合、舒适；日常生活不用密闭性过强的 N95 口罩，减少取下口罩时的"沟壑、圈点"。第二要做好护肤，日常做好清洁和润肤，尽量不涂粉底，在独处时可以摘掉口罩，让皮肤"透透气"；出现"痘痘"要少吃辛辣、刺激的食物，少吃甜食；保持良好睡眠。如果皮肤出现深压痕，可冰敷；如出现破溃，可擦涂皮肤黏膜消毒剂。一些消毒剂对黏膜有刺激性，使用时需注意。

三是双手。我们反复强调勤洗手，但手洗多了容易出现皮肤干裂、皮疹等情况。建议采用"洗手液 + 护手霜"模式，洗手后及时做好手部皮肤护理，做家务（特别是使用消毒剂）时应戴上手套。

此外，对于大家关心的外套和鞋，一般情况下回家后只需轻脱外套、悬挂在通风处，鞋子保持清洁、摆放在通风处即可，不需要进行消毒，尤其不能用 75% 的酒精进行喷洒。

抗"疫"尚未成功，同志仍需努力，个人防护绝不放松；同时，防护也不要过度，让我们以最佳状态等待阳光灿烂的那一天。

（"上海发布"微信公众号 作者：崔松 2020-03-03）

→ 市民关注热点问题的健康提示

都说新型冠状病毒狡猾、诡异、传染性强。疫情期间，很多市民致电"12320"热线，也有网友在网络平台留言咨询。今天，我就针对大家比较关心的几个问题进行解答。

（问）蚊子会传播新型冠状病毒吗？

（答）目前还没有证据表明新型冠状病毒会通过蚊虫叮咬传播。但春季到来，气温逐渐升高，灭蚊正当时，大家要响应号召，做好清洁卫生，清除各种积水和积水容器。虽然蚊子传播新型冠状病毒"莫须有"，但做好防蚊、灭蚊和个人防护"必须有"，一起行动起来，让我们身边默默无"蚊"。

（问）病毒携带者如果是烟民，吸了他的二手烟会不会被传染？

（答）单纯二手烟雾不属于我们所说的飞沫传播，但是如果吸到别人的二手烟，说明与其间距很小，这种风险是要避免的。况且二手烟有害健康，请远离吸烟者。

回 红外线测温仪对身体有害吗？

答 现在各种测温仪使用非常广泛，有市民担心其发射出来的红外线对身体有害。其实，红外线测温仪并不发射红外线，而是接收我们身体发出的热辐射，不会对我们的眼睛和身体造成伤害。

回 地铁票会传播病毒吗？

答 新型冠状病毒通过地铁票传播的概率较低。上海地铁启用了备用车票，确保当日单程票只使用一次，不再循环，并会对地铁车票进行消毒。当然，非常时期，最好还是通过手机扫码等非接触的方式进出站，"扫一扫"更健康。

上海市健康促进中心提醒广大市民，千万不能放松警惕，继续保持良好的卫生习惯，做好个人防护是防疫的重中之重。寒冬已过，春光可期，让我们共同期待，战"疫"必胜！

（"上海发布"微信公众号　作者：崔松　2020-03-04）

→ **疫情防控相关健康提示**

面对新冠肺炎疫情，上海市民众志成城、守望相助！大家十分自律，很配合各项防控举措，"戴口罩、勤洗手、少外出、不聚会"成为市民防"疫"的"四大法宝"！但"宅"在家里时间久了，也会出现一些健康问题，容易烦躁、睡眠不好、胃肠不适。产生这些问题，与过度担忧、人际交流减少、运动量不够等有关。

对于烦躁、睡眠不好等问题，我推荐的第一张"处方"是运动，但减少外出又限制了运动，怎样解决这个矛盾？运动的方式多种多样，关键是因地制宜：可以在阳台上做操，也可以在房间里走路。上海百岁寿星苏局仙在世时曾告诉我，他坚持室内运动，每日三餐后及睡前各走600步。第

二张 "处方" 是良好的心态。有一次，我的膏方门诊来了一位阿姨想吃些膏方补身体，经过检查，我发现她身体基础非常好，究其秘诀，就是她为人乐观，坚持每天室内跳操 1 小时，走到哪儿，她的跳操薄毯就带到哪儿。所以说，良好的心态和适度的运动是最好的进补，有时比膏方还管用！

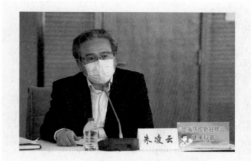

上海中医药大学附属市中医医院
主任医师　朱凌云

对于 "宅" 在家引起睡眠质量不佳的市民，适度运动可以助眠。在此，我推荐一个小处方：合欢花、绿梅花各 2 克，泡茶喝，可以舒缓情绪、帮助睡眠。

另外，许多市民在家吃吃喝喝、没有运动，除了体重增加外，还会出现肠胃不适。这里推荐一个帮助消化的小方子：炒山楂、炒六曲、炒谷芽各 5 克，煎水喝，对缓解因吃得过多引起的胃胀有帮助。那么，每餐吃多少是合理的？一般来说，餐前有适度饥饿感，说明上一顿的进食量是合适的。

对于湿气较重的人来说，我建议少吃甜食和油腻食物。在此，我推荐一个治 "湿" 的小方子：茯苓、赤小豆、薏苡仁各 10 克，煮水喝。按照医食同源的原理，可将煮后的药渣加牛奶、水果，用粉碎机打糊吃。

现在国民当中，幽门螺杆菌的感染率为 60% 左右，幽门螺杆菌是胃溃疡、胃癌的主要致病因素，所以健康、卫生的生活方式非常重要。最近，市健康促进委员会等向全体市民倡议用公筷公勺，这是防止病从口入，包括防范新型冠状病毒的有效措施。健康上海，减少病菌传播，要从每一个人做起，大家共同努力！

（"上海发布" 微信公众号　作者：朱凌云　2020-03-05）

→ 儿童青少年居家生活健康提示

新冠肺炎疫情期间，上海有 260 万 18 岁以下儿童青少年和大人们一起并肩抗"疫"，他们离开了热闹的学校、运动场，"宅"在家里过起了居家抗"疫"生活。居家期间，有哪些需要家长和学生们特别关注的健康问题？ 2020 年 3 月 3 日，《柳叶刀》杂志在线发表了我和团队成员撰写的文章《降低疫情期间居家学习对儿童健康的影响》，我将结合论文内容和临床经验给大家六点建议。

（1）动起来。中小学生每天需要至少累计 1 个小时的中高强度身体活动，如高抬腿、开合跳、跳绳、广播操等，以感到有些吃力或气喘为度。每周还要抽 3 天时间，做些抗阻训练（肌肉力量训练），如仰卧起坐、俯卧撑、深蹲等。高年级学生可以结合小哑铃和弹力带做些器械运动。"动起来"对身心健康均有帮助，还能提高学习效率。但是，做运动时一定要确保安全，穿上合身的衣服和合脚的鞋，千万不要穿着睡衣、拖鞋做运动。

（2）看远方。眼科医生有个非常好的建议：三个"20"法，即上 20 分钟网课后，起身眺望 20 英尺（6 米）外的物体 20 秒，可眺望窗外的树、远处的建筑物等。每天除了上课、做作业，其余时间应尽量减少使用手机、电脑，以及看电视的时间，可多阅读一些纸质书籍，保护眼睛。

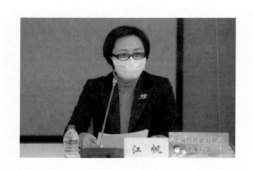

中国医师协会儿童健康专业委员会主任委员、
上海交通大学医学院副院长　江帆

（3）睡规律。"宅生活"一定要保持作息规律，睡眠要充足，睡前 1 小时不看手机、电脑和电视等。作息时间变化不超过 1 个小时，如平时 21 点睡，周末睡觉就不要超过 22 点。

（4）好营养。进餐要定时，荤素搭配，避免暴饮暴食。"宅"在家里特别容易多吃零食，所以，零食要少"进门"，吃好正餐。

（5）讲卫生。勤洗手，洗手的时间要足够长，洗手时坚持唱完一首《生日歌》。打喷嚏或咳嗽时，要用纸巾捂住口鼻；没有纸巾时，可用前臂挡一下。尽量避免去人流密集的地方。

（6）多互动。疫情期间多些互动交流，不仅可以促进亲子关系，还可以降低疫情对儿童青少年，以及家长自身的心理影响。家长们要发挥聪明才智，与孩子多些互动交流，如与低年龄的孩子一起做游戏、阅读，与年龄大一点的青少年一起进行家务劳动。

我们已经开展了"疫情下让居家生活充满阳光"的公益活动，欢迎家长和同学们登录上海学生活动网，找到网站的"金点子"收集邮箱，把小妙招、好视频、金点子发给我们。我们会从中选出一部分居家健康生活妙招，和上海乃至全国的小朋友们分享！

（"上海发布"微信公众号 作者：江帆 2020-03-06）

2020年
三月 7

→ 口腔保健健康提示

这一阶段"宅"着，腿脚闲下来，嘴巴闲不住。随着陆续复工，经常戴着口罩，饭后漱口、口腔卫生也可能会被忽视，这些都为口腔健康埋下了隐患。

常言说："牙疼不是病，疼起来要人命。"充分说明口腔健康问题不容忽视。疫情期间，为了减少去医院，上海市口腔病防治院、上海市健康促进中心为大家送上口腔健康日常防护的四个要点。

（1）洁齿护龈。坚持早晚刷牙、饭后漱口，最好用牙线清洁牙缝。常规使用含氟牙膏，若有牙周疾病或牙齿过敏等口腔问题，可以根据医生建议使用脱敏牙膏。刷牙是个"技术活"，应牢记"巴氏刷牙"小口诀："刷毛倾斜要轻压，两颗两颗水平刷；左右上下和内侧，必须刷到每个面；认真刷够三分钟，舌苔清洁也跟上。"

（2）健康饮食。少吃甜食，少喝碳酸饮料，不吸烟，少饮酒。碳酸饮

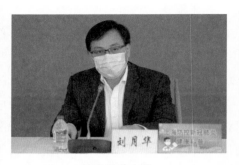

健康科普专家、
上海市口腔病防治院院长 刘月华

料和烟酒带来的快乐是短暂的，但带来的口腔健康问题（龋齿和牙周炎）却有可能是长久的。

（3）防范风险。照看好老人、小孩，防止跌倒、碰撞等造成牙外伤，甚至颌面部损伤；千万不要把牙齿当"开瓶器"；不吃过烫、过硬的食物，以免损伤牙齿、口腔黏膜或颞颌关节。

（4）常叩固齿。古语有云"晨起，叩齿三百响，齿坚固。"叩齿可增强牙周组织的抗病和再生修复能力。具体做法是：每天起床和睡觉前空口咬牙，并叩齿数十下。牙体、牙周疾病患者，牙齿松动者，以及牙齿未发育完全的儿童青少年不宜叩齿。

此外，定期进行口腔检查非常必要，但是疫情期间请不要扎堆。除急性牙髓炎等引起牙齿剧烈疼痛、牙外伤、急性颌面部炎性组织肿胀等急症外，其他问题还是等疫情稳定后再择期就诊。

一口整齐洁白、健康好用的牙齿不仅是个人的"门面"，也是全身健康的重要标志。让我们为口腔健康筑起一道坚固的防线，做好日常保健，享受齿如编贝的生活愉悦。

（"上海发布"微信公众号 作者：刘月华 2020-03-07）

2020年
三月 8

→ "三八"妇女节女性健康提示

口罩下深深的压痕、手套里皲裂的双手、防护服内浸湿的衣服……女性医务工作者冲锋在前，留下最美逆行身影，用仁爱之心、无畏精神、专业技术，为患者带来生的希望，给家庭送去团圆的惊喜，更向社会传递必

胜的信念！还有不计其数的
女同胞坚定地为保障这座城
市安全、有序运行默默奋斗。
在"三八"国际妇女节来临
之际，上海市健康促进中心、
复旦大学附属妇产科医院向
女性朋友致以诚挚问候，为
大家送上健康提示。

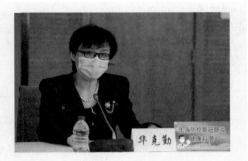

复旦大学附属妇产科医院党委书记、
主任医师　华克勤

第一，戴着口罩的春天
依然美丽。护肤谨记清洁、
保湿、防晒"三部曲"。清洁很重要，但不要频繁进行皮肤深度清洁，以
免破坏角质层；洗脸后记得涂抹护肤霜，做好保湿工作；出门前半小时使
用防晒霜（1元硬币大小），涂抹过多会影响皮肤透气，过少则起不到防晒
效果。护肤应"由内而外"，睡眠尤为重要，千万不要熬最晚的夜，涂最
贵的眼霜，规律作息才是延缓皮肤衰老的"王道"。

第二，美丽身材需要科学管理。不要盲从"三月不减肥，四月徒伤
悲"的说法，营养是免疫力的重要保证。饮食上注意营养均衡，保证足量
蛋白质摄入，多吃蔬菜、水果、牛奶、豆制品；少吃零食，少喝含糖饮料。
注重运动，近期更推荐健身操、瑜伽等室内运动方式。也可以在空旷的户
外进行锻炼，但必须佩戴口罩，做好个人防护。

第三，女性更易受到焦虑、抑郁等情绪的困扰，要学会科学减压和倾
诉。千万不要生闷气，更不要用吸烟、喝酒和服用药物等方式缓解焦虑情
绪。近期小朋友们居家学习，让妈妈们承受了不少压力，不免"相看两相
厌"。对此，妈妈还是要少"吼娃"，多交流，开展形式多样的亲子活动。
能真诚表达而不失控的妈妈更容易被孩子接受和理解。

在这个特殊的春天，我们向坚守在各行各业的女同胞们致以最崇高的
敬意！祝各位女神健康美丽、青春永驻！

（"上海发布"微信公众号　作者：华克勤　2020-03-08）

→ 自带"便当"健康提示

眼下，许多单位已经复工复产，那么，上班族如何解决"午饭吃什么"这个难题？今天，我们就讲讲"优秀的便当是如何炼成的"。一餐一世界，一食一匠心。上海市健康促进中心提醒您，一份营养合理、品质精良的便当，应满足以下要求。

（1）食物多样是关键。没有不好的食物，只有搭配不合理和摄入过量。条件允许时，成年人每天应摄入食物 12 种以上，每周摄入 25 种以上。做到餐餐有蔬菜，天天吃水果。古人说：五谷为养，五果为助，五畜为益，五菜为充。也就是说，食物的品种要丰富，但一次摄入量要控制。

（2）营养方便两不误。制作"便当"可参考"5 个 1"模式，即：1 份"大荤"、1 份"小荤"、1 份蔬菜、1 份主食、1 份水果。"大荤"以高蛋白质、低脂肪的禽类和水产类为宜，"小荤"就是荤素搭配的菜。

（3）烹调方式有讲究。主食可以选择杂粮饭与薯类交替，"大荤"最好清蒸和炖煮；蔬菜可以清炒、水煮。荤菜可以提前做，蔬菜最好当天烧。

（4）合理存储保健康。准备次日携带的食物，应在出锅后半小时内装入餐盒密封，待冷却后及时冷藏，以降低食物变质的风险。选择适合自己饭量、方便加热的餐盒，最好有隔断和分层，这样饭菜不会串味，加热更均匀、彻底。

（5）微波加热有窍门。食用"便当"前，一定要充分加热。可用微波炉"高档"加热 3 ~ 5 分钟，让"便当"中心温度达到 70℃以上，并保持 2 分钟。加热米饭、面食等可先加些水，这样口感更松软。微波炉加热红烧肉等高油脂食物时，容易爆油，应加盖，以防喷溅。

最后需要提醒的是，应记得每天对微波炉把手、按钮进行消毒；饭前洗手，就餐位之间保持一定距离，用餐时不交谈、不摸手机。战"疫"期间，健康的"便当"能为身体提供充足的营养，提高抵抗力，让我们元气满满地投入工作。

（"上海发布"微信公众号　作者：崔松　2020−03−10）

→ 家庭消毒健康提示

面对新冠肺炎疫情，各种消毒产品走入了寻常百姓家。有网民笑称：疫情期间，口罩和消毒剂才是生活必需品。作为杀灭病毒的有效利器，消毒剂为我们构筑了一道阻挡病菌侵袭的"防护墙"。但是，你真的会消毒吗？今天，我们就来聊一聊家庭消毒那点事。上海市健康促进中心提醒您，居家消毒应做到三个"不"：消毒不过度、产品不混用、酒精不喷洒。

一是消毒不过度。不是消毒越频繁就越健康，日常只需要常通风、勤洗手、注意个人卫生即可，应牢记消毒水不是花露水，过度消毒也是毒。消毒无须重复多次，重点关注消毒方式、浓度、作用时间这三个要素。首先，根据对象选择消毒方式，如餐具可选择煮沸消毒或放入消毒柜消毒；洗手池、马桶可使用含氯消毒剂；手机、遥控器等小物件可用 75% 酒精擦拭；衣物消毒主要依靠清洗和晾晒。其次，要合理配制消毒液浓度，浓度过低没有效果，浓度过高对人体有害，对物体有腐蚀，对环境有污染。必须严格按照使用说明书配制消毒液。第三，作用时间要足够，如使用含氯消毒液，应保证作用时间达 20 ～ 30 分钟，再进行冲洗。

二是产品不混用。84 消毒液是常见的家用消毒剂，千万不要和其他产品混用。如与洁厕剂混合，会发生化学反应产生氯气，轻则使人咳嗽、头晕，重则导致呼吸困难，甚至危及生命；与洗衣液混合会产生中和反应，破坏 84 消毒液的有效成分，降低消毒效果。

三是酒精不喷洒。75% 酒精主要用于手和皮肤消毒，也可用于较小物体的表面消毒。注意酒精不是酒，只作外用不能口服。使用酒精时，应在通风处，并远离高温和火源；严禁大面积喷洒酒精，以免起火燃烧。

提醒大家，家庭消毒不需要用紫外灯，特别是有孩子的家庭，应小心紫外线对眼睛和皮肤的伤害。

面对疫情，我们不能放松，做好防护、经常清洁、科学消毒，筑起家庭健康的"防护罩"。

（"上海发布"微信公众号 作者：崔松 2020-03-11）

195

→ 体育锻炼健康提示

随着本市体育场馆的逐步开放，科学锻炼、增强体质、提升抵抗力对做好疫情防控工作意义重大。现简要介绍不同环境锻炼的注意事项，回答相应的问题，供市民参考。

问 青少年和老年人居家锻炼时需要注意什么？

答 青少年久坐学习，以下居家运动"12 招"可以"提心肺"、增力量、改善柔韧性。可采用连续跳绳、爬楼梯、半蹲跳、原地小步跑等方式改善心肺功能，侧向弓步走、俯卧撑、单腿踮脚、毛巾拔河等锻炼方式能提升力量，坐姿分腿拉伸、站姿并腿拉伸、手臂拉伸、跪姿半转身能改善柔韧性。需注意运动量与强度要适中，以微微出汗为宜。运动后要注意保暖和休息。上、下午各运动 20 ~ 25 分钟。天气好的时候，可在阳台晒太阳，促进钙的吸收，有助于骨骼生长。

老年人群应以改善呼吸、稳定性和柔韧性的练习为主。腹式呼吸锻炼、八段锦、太极拳、中速原地走等锻炼方式可提高呼吸能力，轮流举臂、靠墙下蹲、扶墙提踵、左右交替踢腿等运动能加强关节稳定性、维持肌肉力量，针对肩、颈、腰、背这些关键部位的肌肉进行拉伸和转体类练习能改善柔韧性。稳定性训练以 10 ~ 15 次为 1 组，每天 2 ~ 3 组；拉伸训练每组 20 ~ 30 秒，每天 2 ~ 4 组。心血管、代谢性疾病患者应适量减小运动强度，如减小动作幅度、速度，均匀呼吸，避免憋气，饭后 1 小时再运动，注意锻炼后休息等。此外，居家环境相对狭小，锻

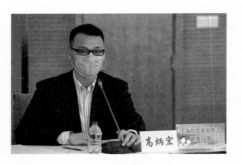

上海体育学院体育教育训练学院院长
高炳宏

炼者要注意运动前的准备活动和运动后的身体放松，防止伤害事故发生。

(问) 已返工在岗的上班族，锻炼时需要注意什么？

(答) 上班族应合理利用办公与居家场所、健身房和室外空间进行锻炼，让科学健身"18法"帮你控体重、增体能、舒关节。原地小步跑、原地高抬腿跑、连续跳绳、开合跳、弓步走、跑楼梯等有氧训练能控制体重，俯卧撑、坐姿伸腿、平板支撑、单腿拾物、徒手深蹲、仰卧单车等运动能练习力量、增强体能，四向点头、"4"字拉伸、颈肩拉伸、侧向拉伸、站姿拉伸、足底滚压等运动能缓解肌肉与关节不适。有氧与力量练习以每个动作 15 ～ 40 次为 1 组，每天 2 ～ 4 组；拉伸运动每组 30 ～ 60 秒，每天 2 ～ 3 组。应逐渐增加运动强度，运动时若出现明显疼痛应停止。心血管疾病、骨折、感染、外伤等患者不宜锻炼。

室外锻炼或健身房"撸铁"时需注意：久居室内，突然进行室外运动，兴奋度提升，要控制好运动量和强度，避免伤害事故和过度疲劳。还应时刻提醒自己，疫情还未结束，口罩一定要戴好。

(问) 戴口罩进行锻炼需要注意什么？

(答) 口罩挡住了口鼻，氧气摄入量减少，运动时容易产生憋气、胸闷等情况。同时，戴了口罩以后再戴眼镜，容易遮挡部分视线，影响运动时技术动作的完成。因此，戴口罩运动时一定要选择自己熟悉的、动作结构比较简单的锻炼方式；不宜长时间进行中高强度运动，也不要进行过多的对抗性训练，如戴着口罩打篮球等。

("上海发布"微信公众号 作者：高炳宏 2020-03-12)

→ **爱护耳鼻健康提示**

五官是人体的重要器官，也是不可忽视的防护屏障。疫情期间，除了不摸眼、口、鼻，我们更要爱护好五官。在这里，先和大家说说关于耳朵

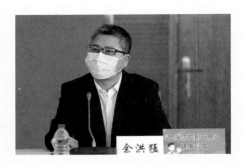

复旦大学附属眼耳鼻喉科医院主任医师
余洪猛

的健康提示。

（1）规律生活不熬夜。睡眠不足或情绪紧张会影响内耳的微循环，容易出现耳鸣、听力下降等情况。"宅"家期间要规律生活，避免熬夜。

（2）控制噪声调音量。控制电视、音响、电话的音量，使用洗衣机注意关门隔音，控制吸尘器等高噪声电器的使用时间，尽量把家居环境的噪声降到最低，既保护自己的耳朵，又不给邻居"添堵"。

（3）使用耳机应合理。年轻人特别爱用耳机，享受一个人的世界。但须注意：每次使用耳机应控制在 30 ～ 40 分钟，每天不超过 3 小时，未成年人不超过 2 小时。同时，应注意控制耳机音量（尤其是在嘈杂环境中）不要过大。如出现耳鸣、听力下降等症状，最好不使用耳机。

（4）少掏耳朵避损伤。耵聍（耳屎）一般会自行掉落，应尽量少掏耳朵，更不能用尖锐或不干净的器具掏耳朵。一旦出现损伤，须注意洗澡时不要进水，保持外耳道干燥。

再来聊一聊鼻子。保护鼻子应注意两点。

（1）避免挖鼻防感染。用附着了细菌或病毒的手挖鼻孔，有可能被感染，必须改掉挖鼻的坏习惯。

（2）科学洗鼻重清洁。冲洗鼻腔虽然不能预防新型冠状病毒感染，但可以起到清洁鼻腔、清除鼻腔中有害物质、恢复鼻腔最佳防护状态的作用。冲洗鼻腔也有技巧，应采用温度不超过体温的生理盐水进行冲洗。

韶光渐暖，青山妩媚，春天正向我们展开盈盈画卷。让我们一起爱惜五官，防护耳鼻守健康！

（"上海发布"微信公众号　作者：余洪猛　2020-03-14）

2020年
三月 15

→ 说说疫情期间的"小心事"

疫情期间，是不是有时会感到胸闷、心悸？除考虑心脏疾病外，还应考虑心理应激引发的身体反应。如果你是一个不善于表达情绪的人，那这种身体反应会更严重。嘴上不说，身体很诚实，会用"不舒服"帮你说出来。怎样才能分辨到底是器质性疾病，还是心理因素造成的功能性失调呢？

中医认为，心主血脉，心主神明。"双心"医生提醒您：下面五种情况，你符合得越多，心脏功能性失调的可能性越大：

（1）发生胸闷、心悸时，自测脉搏还是很整齐；

（2）不适往往在安静休息时发生，运动、劳累时反而不发生；

（3）伴有手麻、手抖、脸红、口干、出汗等症状；

（4）出现多种全身不适，如头晕、乏力、胃口不好、尿频、尿急等；

（5）经常失眠、多梦。

当然，最后的结论需要到医院检查后确认。

应对功能性失调，要做到两点：第一，顺其自然，要接纳、面对，而不是排斥，承认自己紧张、害怕，并能说出来。第二，活在当下，专注做眼下的事，吃饭时就好好享受每一道菜，而不去想明天孩子要上的网课。

这里，我提供五个小技巧，来帮助大家渡过难关。

一杯热饮。当你心悸时，喝一杯热饮，缓解一下焦虑情绪，给自己安心的感觉。

两手穴位。可以在左右手腕横纹上两寸的地方找到一个穴位——内关穴，平时早、中、晚各按摩一次，可以起到宁心安神的作用。

三心二意。虽然做每一件事都应该专注，但一天不要只做一件事，给自己设定几件事，有利于转移注意力。

四肢发达。当四肢处于运动状态时，头脑的焦虑就会减轻。运动最好能"一张一弛"——运动和放松交替进行，比双手反复捏紧、松弛，能让全身放松下来。

"捂"个好觉。温暖的被窝可以给我们安全感，充足的睡眠可以让我们的心理承受能力大大提高。当然，如果能连着睡五个好觉，相信很多不适都会缓解。

最后，愿大家一起保持身心健康，安然度过这次疫情！

（"上海发布"微信公众号　作者：崔松　2020-03-15）

→ 儿童发热健康提示

新冠肺炎疫情期间，孩子发热了怎么办？去医院怕感染，不去医院怕延误病情。不要着急，让儿科医生为您支招。今天，我们主要回答三个问题。

问　体温多高算发热？

答　不同的测量部位，标准不一样。例如：口腔温度超过 37.3℃或腋温超过 37℃算发热，耳温超过 37.8℃为发热，肛温则要超过 38.0℃算发热。

问　孩子急性发热，可以做哪些家庭护理？

答　家里可常备一些儿童剂型的退热药。服药前，要注意不同药物的剂型和成分，不要服用过量。腋温超过 38.5℃时，可口服退热药，退热以宝宝感到舒适为目的。不要一发热就吃抗生素，除非合并细菌感染。发热时，机体代谢旺盛，出汗多，要及时给宝宝补充水分。患儿的饮食要清淡，待体温下降、食欲好转后，可改为半流质或易消化的食物。

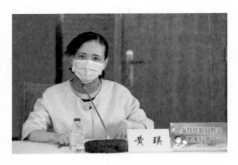

复旦大学附属儿科医院主任医师　黄瑛

体温开始上升时，孩子可能会觉得冷，可适当添加透气的薄衫；退热药起效后，再适当减少衣物。

问 孩子急性发热，什么时候需要去医院看病？

答 一般而言，年龄越小，特别是 1 岁以下的婴幼儿，家长越要当心。因为这个年龄段的孩子，往往病情变化快，而症状又不典型。我们概括了 7 字口诀，便于家长了解——"一听、二看、三感觉"。听呼吸的声音是舒缓的，还是呼吸很重，以及呼吸的频率，观察有无呼吸困难；看皮肤颜色是粉红、苍白，还是有花纹，这在一定程度上可以反映孩子的循环状态；感觉孩子的精神状态是清醒、易激惹，还是一直想睡觉。若孩子出现病情变化，一定要及时就医！医院门、急诊有完善的分诊制度，发热门诊是相对独立的区域，到医院就诊是安全的。

→ 预防儿童消化道异物健康提示

我是一名消化科医生，新冠肺炎疫情以来，到医院就诊的消化道异物病例明显增加。小朋友们"宅"在家里，可能发生伤害事故，其中消化道异物病例不少。家长在看护过程中，稍不留神，宝贝们便吞下了异物。消化道异物中最多的是硬币，占 70%，其次是纽扣电池、鱼刺、发夹等，可谓五花八门。有些孩子不得不接受手术治疗，对身体造成严重伤害。为此，我给大家几点健康提示。

（1）大宝小宝看护好。误吞异物绝大多数发生在孩子独自玩耍时，所以要看护好低龄儿童，避免在孩子玩耍、大笑时，喂食颗粒状食物和坚果；勿将细小玩具交给低龄幼儿玩耍。对大一点的孩子也要加强宣教，忌做吞硬币、笔套、纽扣电池等危险动作。

（2）零碎物件摆放妥。硬币、纽扣电池、尖锐物体、成人药品等要放在儿童看不到或拿不到的地方，以免误拿，并在玩耍时误吞。

（3）益智玩具谨慎挑。家长们在给孩子选择玩具时，除功能和外表外，更要注意安全性。比如：巴克球长得很像糖果，但有很强的磁性。一旦被吞入，强大的磁性会将胃壁、大肠或小肠夹在中间，造成组织缺血性坏死，甚至穿孔，对儿童伤害极大。

疫情无情人有情，让我们一切为了孩子，共筑健康"肠"城。愿我们的孩子都能平安、健康地度过这段特殊时期。

（"上海发布"微信公众号　作者：黄瑛　2020-03-18）

→ 公共场所个人防护提示

复工、复产、复市已经有序展开，公园、体育场馆陆续开放，踏青、游园的人越来越多。但疫情尚未过去，仍要不松懈、不麻痹，去公共场所时要注意做好个人防护。上海市健康促进中心提醒您，公共场所人员相对聚集，务必做到以下四点：①准备好"随申码"，配合管理方查验和测量体温；②勤洗手，也可随身携带免洗手消毒剂，以便在无法洗手的情况下保持手卫生；③养成良好卫生习惯，注意咳嗽、打喷嚏礼仪，不随地吐痰，不触摸眼、口、鼻；④不扎堆，与人保持社交距离，牢记"距离产生美"。

另外，公共场所不同，具体情况也不一样，应"具体情况具体分析"。

去公园休闲：请提前预约或了解售票流程，尽量错峰出行；在室外无人员聚集的情况下，可不戴口罩，享受春风拂面。

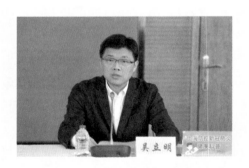

健康上海行动专家咨询委员会专家、
上海市健康促进中心主任　吴立明

去餐厅就餐：排队取餐或付款时应佩戴口罩，与相邻顾客保持一定距离；尽量选择通风好的位置就座，饭前要洗手，进餐时少交谈、不摸手机；合餐时注意使用公筷公勺，避免交叉感染；付款首选电子支付，少使用现金。

去商场购物：选择通风良好的商场、超市，尽量避开客流高峰；去超市购物前列好清单，缩短停留选购时间，一次性足量购买。

运动健身时：除了在居家环境中因地制宜地开展健身锻炼，也可以选择人少的户外场地或体育场馆进行运动。进入室内体育场馆，应佩戴口罩；控制好运动量和运动强度，避免运动伤害和过度疲劳；出汗时要用干净的毛巾擦拭，不要用手接触面部。

外出理发时：应到满足防控要求的理发店理发，尽量提前预约，减少等候时间；口罩非必要不摘，避免与人闲聊。

朋友们，春风依旧、万物复苏，在享受美好春光的同时，仍要协力战斗，抗击疫情，让我们不误防疫不负春！

（"上海发布"微信公众号　作者：吴立明　2020-03-20）

→ **如何提升免疫力和抵抗力**

疫情期间，很多市民朋友都关心这样一个问题：怎样才能增强自身免疫力、抵抗力，以抵御新型冠状病毒？今天，我就来跟大家聊一聊免疫力和抵抗力。或许你要问："这两个词不是一个意思吗？"

其实不然。抵抗力是民间的说法，泛指抵抗疾病的能力，增强抵抗力是好事。而免疫有点复杂，我们的免疫力是在一次次生病过程中被锻炼出来的。所以，从小对孩子过度保护，不利于免疫力的形成和完善。

那么，免疫力越强越好吗？答案是"未必"。如果你的免疫系统过于敏感，面对本来不需要"严防"的东西（如花粉、海鲜、灰尘等）都"草木皆兵、如临大敌"，就会发生"过敏反应"。另外，还有一些免疫紊乱问题，会把自身的正常细胞当作敌人，进行攻击和清理，使人罹患自身免疫性疾病。

如何调整免疫力？有两大途径：其一是获得特异性免疫，针对特定病原体接种疫苗，进而获得相应的免疫能力；其二是保护非特异性免疫力。增强免疫力虽不容易，但我们可以保证它正常、不被破坏。具体方法包括：①保证健康的饮食，包含摄入全面、多样的营养素，如维生素和矿物质等。②保证适当的运动，运动可以促进血液循环，加快新陈代谢；但过度的运动反而会使人疲劳而降低免疫力。③保证充足的睡眠，研究表明，长期睡眠不足会使免疫力下降。④保证调畅的情绪，不良情绪不但会降低免疫力，还会影响饮食和睡眠。⑤保持良好的生活习惯，戒烟、少饮酒。

中医说：正气存内，邪不可干。有个小方子叫"玉屏风散"，组成很简单：黄芪 10 克、白术 10 克、防风 6 克。可以增强"正气"，提高抵抗力，如同一幅玉制屏风，阻挡外邪入侵。

恰逢春暖花开，大家都想去踏青游园，到人多拥挤的地方还请继续戴好口罩，这也是对花粉过敏患者的一种有效防护。

（"上海发布"微信公众号　作者：崔松　2020-03-28）

→《上海市民卫生健康公约》征求市民意见

今天的科普比较特殊，它不是针对某一种疾病、某一个人群的科普，而是面向上海全体市民，并且需要广大市民共同完成的科普。

面对新冠肺炎疫情，上海加大健康科普力度，广大市民健康意识高涨，纷纷拿起自我防护的武器："戴口罩、勤洗手、多通风、不扎堆"成为防疫的"四大法宝"。

怎么样让"防疫经验"成为健康生活启示录，把"防疫法宝"转化为上海2400万市民的健康生活方式和行为习惯？我们借鉴"爱国卫生运动"广泛发动群众参与的优良传统，针对一些卫生健康陋习，延续疫情防控效

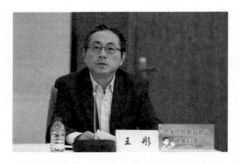

上海市健康促进委员会办公室副主任、市卫生健康委员会健康促进处处长　王彤

应，着眼全体市民健康素养水平的持续提升，制定了《上海市民卫生健康公约》征求意见稿 (详见第 11 页)，上海市健康促进中心也推出了《上海市民卫生健康公约 25 问》(详见第 152 页)。

我们将广泛听取市民意见，开展跨部门合作，动员市、区、街镇相关部门，社会各界，广大市民共同践行，让城市管理更精细、更有序，让市民生活更健康、更文明。

（"上海发布"微信公众号　作者：王彤　2020-03-30）

→ 户外活动健康提示

天气转暖，疫情向好，户外活动的人多了，但在回归大自然的同时，也不能掉以轻心。上海市健康促进中心特别提示广大市民，户外活动应注意以下六个细节。

（1）运动慎选择。可以在人少、空旷的场地，开展健步走、羽毛球等单人或非近距离接触的运动，尽量不开展篮球、足球等有肢体接触的群体性运动；运动时要循序渐进，唤醒久"宅"的身体。

（2）口罩分场合。在户外人少处步行、骑行或锻炼时，可以不戴口罩；剧烈运动时不宜戴口罩，以免增加心肺负荷；如遇来人，请主动保持 1 米以上的距离；人群相对密集时，记得佩戴口罩。

（3）防控须配合。在进入公园、景区等公共场所时，请提前预约，出示"随申码"，配合测体温，积极配合管理方落实各项防控措施。

（4）保持好习惯。咳嗽、打喷嚏时，用纸巾或肘部掩住口鼻，口鼻分泌物或吐痰时用纸巾包好，弃于垃圾箱内；不随地吐痰，不摸眼、口、鼻。

（5）保暖不要忘。初春季节，气温变化较大，外出活动要注意保暖，及时增减衣服，避免着凉感冒；运动时带好干净毛巾，及时擦汗。

（6）回家不放松。及时脱去外套，悬挂于通风处；清洗双手和脸部，有条件的也可洗澡，适量饮水，补充水分。

此外，我还要特别提醒"一老一小"两大重点人群。目前，老人们仍不能参加广场舞、合唱、打牌、扎堆聊天等聚集性活动；不要太早出门，尤其是患有心脑血管疾病的老人。儿童应在家长陪伴下外出，家长还要注意提醒孩子保持手卫生，不摸眼、口、鼻；带回家的玩具和物品也要清洁、消毒。

朋友们，没有生命健康，哪来诗和远方？继续做好科学防护，方能享受明媚春光。

（"上海发布"微信公众号　作者：吴立明　2020-04-01）

后 记

在防控新冠肺炎疫情的阻击战中，健康科普与医疗救治、疾病预防共同成为战"疫"的硬核力量，激发起全体上海市民的健康防护意识，构建起公共卫生应急体系的最大社会公约数。

编著《上海战"疫"硬核科普》，既是为了回顾、总结、梳理自2020年1月中旬上海发布排查可疑病例信息到复工、复产、复学的健康科普全过程，也是为了向广大市民提供常态化疫情防控下的健康科普指南，更是为了昭示未来，引发全社会对健康科普的更多关注，使健康科普在公共卫生群防群控机制中的功能更加明确。

本书的编著与出版，得到了上海市宗明副市长、健康中国行动推进办公室副主任毛群安、上海市政府顾洪辉副秘书长、上海市政府新闻办公室徐威主任，以及上海市科学技术委员会、上海市卫生健康委员会、上海市科学技术协会和相关新闻媒体领导的关心，得到了闻玉梅院士、宁光院士、李忠阳会长、吴凡副院长、张文宏教授等专家的支持。在上海科学技术出版社的通力合作下，上海市健康促进委员会办公室、上海市健康促进中心的编写团队夜以继日，从数千篇健康科普作品中精选内容，推出了这本上海战"疫"健康科普的集锦之作。

上海的疫情防控已进入新阶段，如何更好"外防输入、内防反弹"？我们将进一步完善健康科普工作机制，引导市民更广泛地参与科学防疫，养成健康的生活方式，使健康科普成为"健康上海行动"的"第一行动"，让每个人都成为自己健康的第一责任人。

编者

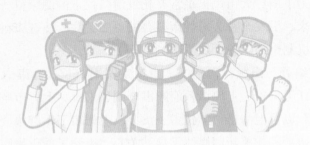